中医药临床循证丛书（第一辑）

中风后肩关节并发症

主编

陈红霞（广东省中医院）

薛长利（Charlie Changli Xue，澳大利亚皇家墨尔本理工大学）

副主编

刘少南（广东省中医院）

张水清（Claire Shuiqing Zhang，澳大利亚皇家墨尔本理工大学）

编委

广东省中医院（以姓氏笔画为序）

郭友华　郭新峰　温泽淮　蔡奕奕　潘锐焕

澳大利亚皇家墨尔本理工大学

张　林（Anthony Lin Zhang）

Shefton Parker

临床专家指导小组

王麟鹏（首都医科大学附属北京中医医院）

郑国庆（浙江中医药大学附属第一医院）

Jongbae Jay Park（美国杜克大学）

人民卫生出版社

·北　京·

图书在版编目（CIP）数据

中风后肩关节并发症 / 陈红霞，薛长利主编 . —北京：人民卫生出版社，2021.12

（中医药临床循证丛书）

ISBN 978-7-117-32686-5

Ⅰ.①中… Ⅱ.①陈…②薛… Ⅲ.①中风 —并发症 —肩关节 —关节疾病 —中医治疗法 Ⅳ.①R255.2②R274

中国版本图书馆 CIP 数据核字（2021）第 268851 号

| 人卫智网 | www.ipmph.com | 医学教育、学术、考试、健康，购书智慧智能综合服务平台 |
| 人卫官网 | www.pmph.com | 人卫官方资讯发布平台 |

中风后肩关节并发症

Zhongfenghou Jianguanjie Bingfazheng

主　　编：陈红霞　薛长利

出版发行：人民卫生出版社（中继线 010-59780011）

地　　址：北京市朝阳区潘家园南里 19 号

邮　　编：100021

E - mail：pmph @ pmph.com

购书热线：010-59787592　010-59787584　010-65264830

印　　刷：北京汇林印务有限公司

经　　销：新华书店

开　　本：710 × 1000　1/16　　印张：13

字　　数：199 千字

版　　次：2021 年 12 月第 1 版

印　　次：2022 年 2 月第 1 次印刷

标准书号：ISBN 978-7-117-32686-5

定　　价：49.00 元

打击盗版举报电话：010-59787491　E-mail：WQ @ pmph.com

质量问题联系电话：010-59787234　E-mail：zhiliang @ pmph.com

中医药临床循证丛书编委会

总策划

吕玉波（广东省中医院）

陈达灿（广东省中医院）

Peter J Coloe（澳大利亚皇家墨尔本理工大学）

总主编

卢传坚（广东省中医院）

薛长利（Charlie Changli Xue，澳大利亚皇家墨尔本理工大学）

副总主编

郭新峰（广东省中医院）

温泽淮（广东省中医院）

张　林（Anthony Lin Zhang，澳大利亚皇家墨尔本理工大学）

Brian H May（澳大利亚皇家墨尔本理工大学）

顾问委员会

陈可冀（中国中医科学院）

吕爱平（香港浸会大学）

Caroline Smith（澳大利亚西悉尼大学）

David F Story（澳大利亚皇家墨尔本理工大学）

方法学专家组

卞兆祥（香港浸会大学）

George Lewith（英国南安普顿大学）

刘建平（北京中医药大学）

Frank Thien（澳大利亚莫纳什大学）

王家良（四川大学）

免 责 声 明

　　本专著致力于对古今最佳中医证据进行系统评价。我们将尽最大努力以确保本书数据的准确性和完整性。该书主要针对临床医生、研究人员和教育工作者。循证医学主要包括现有的最佳证据,医生的临床经验和判断以及病人的愿望这三方面。需要注意的是,本书提及的所有中医疗法并非被所有国家接受。同时,本书谈到的一些中药可能因为其存在毒性,或是濒危野生动植物种国际贸易公约严禁捕猎和采摘的动植物,现已不再使用。临床医生、研究者和教育工作者应遵循相关规定。患者参考本专著可向已获得中医执业资格证书的医生寻求更专业的意见和建议。

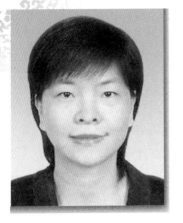

总主编简介
卢传坚教授,博士

卢传坚,女,广东省潮州市人,医学博士,广州中医药大学教授、博士生导师,澳大利亚墨尔本皇家理工大学荣誉教授和博士生导师。首批全国名老中医药专家学术经验继承人,广东省"千百十"工程国家级人才培养对象。现任广东省中医院、广东省中医药科学院、广州中医药大学第二临床医学院副院长。兼任中华中医药学会免疫学分会主任委员,世界中医药学会联合会免疫学分会副会长,中国生物技术学会生物样本库分会中医药学组组长,广东省中医标准化技术委员会、广东省中医药学会中医药标准化专业委员会、广东省中西医结合学会标准化专业委员会主任委员等职务。

主持并完成国家中医药行业重大专项、国家"十一五"科技支撑计划等国家和省部级课题近20项。目前主持国家"十二五"科技支撑计划、国家自然科学基金、广东省自然科学基金团队项目等项目;主编出版《常见皮肤病性病现代治疗学》《皮肤病治疗调养全书》《中西医结合老年皮肤病学》、*The Clinical Practice of Chinese Medicine:Urticaria*、*The Clinical Practice of Chinese Medicine:Eczema & Atopic*、*The Clinical Practice of Chinese Medicine:Psoriasis & Cutaneous Pruritus*、*Evidence-based Clinical Chinese Medicine:Psoriasis vulgaris*、《当代名老中医养生宝鉴》《慢性病养生指导》《中医药标准化概论》等专著16部;以第一作者及通讯作者发表相关学术论文120余篇,其中SCI收录40多篇;获得国家发明专利授权和软件著作权共4项,获省部级教学、科研成果奖共11项;曾荣获"全国优秀科技工作者""全国首届杰出女中医师""第二届全国百名杰出青年中医""中国女医师协会五洲女子科技奖临床医学创新奖""南粤巾帼创新十杰""广东省'三八'红旗手标兵"等称号。

总主编简介
薛长利教授,博士

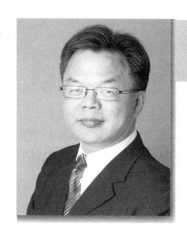

薛长利,澳大利亚籍华人,1987年毕业于广州中医药大学。2000年于澳大利亚皇家墨尔本理工大学(RMIT)获得博士学位。作为学者、研究员、政策管理者及执业中医师,薛教授有将近30年的工作经验。薛教授在中医药循证医学教育、中医药发展、临床研究、管理体系、政策制定及为社区提供高质量的临床服务中,起到了十分重要的作用。薛教授是国际公认的中医药循证医学和中西医结合医学的专家。

2011年,薛教授被澳大利亚卫生部长委员会任命为澳大利亚中医管理局首任局长(2014年连任)。2007年,薛教授开始担任位于日内瓦的世界卫生组织总部传统医学顾问委员会委员。此外,2010年8月至今薛教授还被聘为广东省中医药科学院(广东省中医院)的名誉高级首席研究员。

薛教授现任澳大利亚皇家墨尔本理工大学教授,健康及生物医学院执行院长。他同时也是中澳国际中医药研究中心联合主任及世界卫生组织传统医学合作中心主任。1995年至2010年,薛长利担任皇家墨尔本理工大学中医系系主任,开设了5年制中医和健康科学双本科和3年制硕士学位课程。现在该中医系的中医教学及科研发展已经处于全球领先地位。

薛教授的科研经费已超过2 300万澳大利亚元。这包括6项澳大利亚国家健康与医学研究委员会项目(NHMRC)和2项澳大利亚研究理事会项目(ARC)。薛教授发表高质量的科研文章200多篇,并经常应邀到众多国内外会议做主题演讲。薛教授在辅助医学的教育、科研、管理和实践方面已接受超过300家媒体的采访。

致　谢

非常感谢协助古籍和现代文献数据库检索、筛选和数据录入的李爱萍、梁如庄、朱珂、朱静雯、卢静敏、左进红、赖佳琪等及全体工作人员的努力。

中医药临床循证丛书
总　序

　　中医药学是个伟大的宝库,也是打开中华文明宝库的钥匙。在现代医学日新月异发展的进程中,中医药学仍然充满活力,造福人类健康。根源于朴素唯物辩证论等中国古代哲学思想形成的中医药理论体系,本着"有诸内者,必形诸外"的原则,历经几千年诊疗实践的积累和总结,中医药学理论日臻完善,为中华民族几千年的繁衍生息做出了卓越贡献。在科学技术发展日新月异的当今,中医药国际化热潮方兴未艾,其疗效和价值正为世界越来越多的人所认识,中医药的国际化、现代化面临前所未有的机遇和挑战。

　　循证医学植根于现代临床流行病学,并借助近代信息科学的春风"一夜绿江南"。循证医学理念的提出已经在欧美等发达国家引起医学实践模式及观念的巨大变革:它使人们认识到,一些理论上应当有效,但实际上无效或弊大于利的治疗措施可能被长期、广泛地应用于临床,而一些似乎无效的治疗方法经大样本多中心随机对照试验(RCT)或 RCT 的系统评价后被证实为真正有效或利大于弊;这对医疗实践、卫生政策、健康普及宣教以及医学科研教育等方面产生了越来越大的影响。中医药理论体系的确立是立足于临床实践经验积累的基础上,中医药的临床与基础研究是基于临床疗效的基础上,这与当今循证医学理念有异曲同工之妙。循证医学强调基于最严谨的科学证据,将个人临床经验与客观研究结论相结合,指导医疗决策,开展临证实践,其理念的引入,是中医药学发展的新契机!我们相信,循证医学广泛应用于中医药临床实践与科学研究,会大力推动中医药走向世界。

　　循证医学核心的"三驾马车"还包括临床医生的经验和技能,以及对患者价值观和意愿的尊重;同时其证据系统不仅重视双盲 RCT,还包括观察性研究以及专家经验等多种类型的证据。临床医生进行循证诊疗时需要根据其可获得的"当前、最佳"证据进行整体把握,这对中医药学开展的现代临床研究尤其显得珍贵。中医药界对中医是否需要、如何进行循证医学研究有过激烈的争论。我们以为：循证医学对中医药是"危"亦是"机"，是中医药传承与发扬、现代化、国际化的必由之路；因为任何一门学科都需要与时俱进、不断扬弃才能自我更新、不断发展。古老的中医药学需要借助循证医学等现代研究方法学进行提高、助其去粗存精、去伪存真，我们也深信只有经过循证医学的洗礼，她才能获得凤凰涅槃式的重生与发展。

广东省中医院和澳大利亚皇家墨尔本理工大学合作，在中医药循证医学领域甘当排头兵，积极探索中医药整体证据的搜集、提炼、整理、评价方法，选择对人类健康影响重大且中医药治疗特色优势显著的 29 个疾病病种（首批），经过研究编撰形成中医药临床循证系列丛书，对于推动中医药循证进程将发挥重要作用。

本套丛书有三大特色，一是科学运用了整体证据的方法。中医药因为其自身的特色和发展阶段，现阶段高质量临床试验为数尚少，当前指导中医师实践的大多数信息是由古代名医专著、编撰教科书、撰写学术杂志报告的专家组意见，故此类证据的系统梳理与评价很关键，本书的"整体证据"包括了此类证据，及临床试验和实验研究的证据。这种"整体证据"的方法，综合各种类型和级别的证据，能够综合所有来源的可获得证据，权衡不同疗法的潜在风险与获益，以达到"最佳可获得的证据"，并将其提供给临床医生和医学教学人员，指引他们的诊疗行为，使全球患者获益。

丛书的另一显著特色是系统检索了古籍文献某病种的治疗措施，即古代治疗经验，并与现代的病种概念相印证，评价内容包括其使用历史、普及性及当前临床实践的相关性。这将为主要治疗措施的使用提供全面的文献材料，用于评价某种干预措施可能的长期安全性、治疗获益，并可为临床及实验研究提供方向。

丛书的第三个显著特色是同时提供中英文两种版本，故能使全世界的患者、中医执业者、临床医生、研究者和教学人员获益。

虽然目前中医药高质量的临床研究证据尚为数不多，仅靠阅读、参考本套丛书仍然难以体现循证实践的全部内容，但我们坚信，将所有证据系统总结、严格评价、定时更新的方法是循证中医药学迈出的坚实步伐。本书的策划者、总主编独具慧眼，希冀能借助循证医学之东风，助推中医药学完成系统整理、分清泌浊、传承更新之壮举。余深以为然，故乐为之序。

中国科学院院士

中国老年学学会名誉会长 陈可冀

中国中西医结合学会名誉会长

2016 年 6 月

前　言

20世纪后期,越来越多的国家开始接受和使用中医(包括针灸和中药)。同时,循证医学的发展和传播为中医的发展提供了机遇和挑战。

中医的发展机遇体现在循证医学的三个重要组成部分:现有的最佳证据,医生的临床经验和判断以及病人的愿望。以病人为本的思想反映了古今中医治病救人的本质。然而,中医的发展也存在不少挑战,尽管中医治病已有两千多年的悠久历史,但目前仍缺乏高质量的临床研究证据支持。

为了解决这一问题,我们需要从现有的临床证据中寻找高质量的临床证据,同时有效地利用这些证据评估中医治病的有效性和科学性,从而推动中医循证实践的发展。

随着中医循证实践的发展,我们需要一些专著,它们可以通过现有的最佳证据对中医治疗临床常见病进行系统和多维的评估从而指导临床实践和教学。现代中医立足于古籍和古代名医专著以及国医大师的临床经验,同时在临床和实验研究中不断摸索、开拓与创新,从而验证和完善祖国医学的精粹宝库。

中医治病强调"整体观",我们通过对这些"整体证据"中的各类型证据进行综合分析和评估,为医生的临床决策提供可靠依据。

本书的"整体证据"包括两个重要组成部分。第一部分是现代教科书和临床指南专家共识制定的疾病诊断、鉴别和治疗意见,从宏观的角度认识和了解该病的现状。第二部分是古代证据的检索、整理、评价和推荐。我们根据该疾病的相关中医病名或症状体征在逾千本中医古籍中进行了检索,检索结果提供了古代该疾病的病因、病机和治疗等信息,并揭示了古代和现代对疾病认识和医疗实践之间的连续性和不连续性,可为未来的研究提供方向和依据。

本书的核心内容是对现代中医临床研究证据质量的评估。我们使用 Cochrane 协作网制定的方法对现有的中医研究进行系统评价,例如对随机对照试验(RCT)的研究结果进行 meta 分析。同时,通过对研究中出现的中药、方剂和针灸穴位及疗法进行统计分析,我们发现了中医疗法与现代临床之间的联系,例如哪些疗法在治疗某类疾病时与单用西药比较疗效较好。除随机对照试验外,我们还对非随机对照试验和无对照研究进行了统计分析,这在一定程度上扩大了中医研究证据集。同时,我们对使用频次最高中药的临床前实验研究进行了文献整理,以探讨其在疾病治疗中的作用机制。

这种"整体证据"的研究方式将古籍、临床研究、实验研究和临床实践巧妙地联系在一起,为读者提供了中药、针灸、太极拳等中医疗法的疗效和安全性证据。

本系列专著计划中英双语发行,这将为全世界的临床医生、研究人员和教育工作者提供现有的最佳证据以指导他们的临床决策。希望专著的出版能为全世界中医循证实践的发展做出自己的贡献。

丛书总主编:卢传坚教授
中国,广东省中医院
薛长利(Charlie Changli Xue)教授
澳大利亚,皇家墨尔本理工大学
2017 年 11 月

如何使用本书

目的

该书主要针对临床医生、研究人员和教育工作者。本书通过系统和多维度的整理、评价现有中医治疗各类常见疾病的最佳证据,以指导高等医学教育和临床实践。

相关概念的"定义"

本书最后呈现的术语表归纳总结了本书中多次出现的术语和概念,如统计检验、方法学、评价工具和干预措施等。例如,中西医结合是指中医与西医联合治疗,而联合疗法是指两种或者两种以上的不同中医疗法(如中药、针灸或其他中医疗法)联合使用。

数据分析和结果的解释

我们使用了大量的统计分析方法合并现有的临床研究证据。在一般情况下,二分类数据的效应量以风险比(RR)和95%置信区间(CI)形式报告;连续型数据则以均数差(MD)和95%CI形式报告。* 表示有统计学意义。读者应该注意到统计学意义与临床意义不能对等。结果的解释应考虑到临床意义、研究质量(高风险、低风险或偏倚风险不明确)和研究的异质性。异质性检验的统计量 I^2 大于50%被认为各研究间存在较大异质性。

证据的使用

本书使用国际认可的证据质量评价与推荐体系 GRADE 来总结使用了合理对照(安慰剂及指南认可治疗)以及关键和重要结局(根据 GRADE 标准,

结局重要性评价在 4 分及以上)的临床研究证据的质量和推荐强度。由于中医临床实践的复杂性及各国家地区卫生法规、中医药接受程度的不同,本书仅给出了证据质量评价的汇总表,未包含推荐意见。请读者参照当地医疗环境合理解读和使用证据。

局限性

读者应该注意一些关于古代文献和临床证据的方法学局限性。

- 用于检索中华医典数据库的检索词可能尚不全面,这可能对结果有一定影响。
- 对古籍条文的理解可能不同。
- 古籍中的某些内容现代已不再使用。
- 古籍描述的一些症状可能在多种疾病中出现,虽然我们的临床专业人员对这些症状与研究疾病的相似性进行了分析,但可能存在主观判断偏差导致的偏倚。
- 绝大多数的中医药临床证据来自中国,其研究结果在其他国家和人群的适用性需要进一步评估。
- 多数研究纳入的受试者疾病严重程度、病程、疗程等疗效影响因素不同,我们尽可能地进行了亚组分析;当无法进行亚组分析时,读者应注意 meta 分析结果的适用性。
- 多数纳入研究均存在偏倚风险等方法学局限性,读者应对基于极低至中等质量证据 GRADE 评价得出的结论进行谨慎解释。
- 本书对九个中英文数据库和相关临床试验注册平台进行了全面检索,但仍然可能有少量文献未被检出,这可能对结果有一定影响。
- 方剂频次的分析仅基于方剂名,可能存在不同研究使用的方剂名称不同但其组成相同或相似。由于方剂的复杂性,方剂之间的相似性判断尚难以实现。因此第五章报道方剂使用频次可能被低估。
- 第五章对常用高频中药进行了描述,这为中药研究的进一步探索提供了线索。但该总结是基于发表文献所用方剂所含中药使用的频次,未考虑每个研究 / 方剂的疗效大小、实际临床使用频次和单味中药在方剂中发挥的作用。

目　录

第一章 中风后肩关节并发症的现代医学认识概述

导语：肩关节并发症是中风患者常见的一种病证,本章以西方主流医学的视角,从定义、流行病学、分类、诊断和临床治疗方面对中风后肩关节的主要并发症(肩关节半脱位、肩痛、肩-手综合征)进行总结,以进一步探索治疗这些并发症的其他方法。

1989 年,世界卫生组织(WHO)将中风定义为"由血管因素引起的,以进行性大脑功能局灶性或整体性紊乱为特征的、症状持续 24 小时(或以上)或甚至导致死亡的疾病"[1]。动静脉系统的脑梗死、脑出血、蛛网膜下腔出血是中风的三种主要血管源性疾病,而短暂性脑缺血发作及肿瘤引起的中风症状、硬膜下出血、肿瘤和中毒不在中风范围之内。

WHO 对中风的流行病学调查显示,2012 年,全世界大约有 670 万人死于中风,已成为发达国家中仅次于冠心病和肿瘤的第三大死因[2]。除了高死亡率,约 40% 的患者遗留有轻中度的功能障碍,而 15%~30% 的患者伴随重度残疾[3]。全世界每年有 1 500 万人发生中风,其中约 1/3 患者死亡,1/3 患者终身残疾[2]。随着人口老龄化的加剧,每年 500 万永久性残疾的中风患者给家庭、社会乃至全球都带来了巨大的负担。《成人中风康复与恢复指南》指出[4],2000—2010 年,美国每年有 80 万人因中风而生活不能自理。在澳大利亚,中风不仅是最大的杀手,也是导致残疾的主要原因,65% 的中风患者因为残疾而影响了独立进行日常生活活动的能力[5]。2012 年,澳大利亚超过 42 万人的正常生活因中风而受到影响,其中 30% 患者处于工作年龄,而澳大利亚这一年在中风方面的财政支出达到 50 亿澳元[6]。

在中国 14 亿人口中,每年死于中风的人数为 157 万[7](相当于每 10

万人中有将近 150 人),中风已经超过心脏病成为导致死亡和成年人残疾的最主要原因。此外,中国每年新增 250 万中风病例,共有 750 万患者幸存[8,9]。中风对中国的医疗保健支出和经济有着显著影响,中国脑卒中防治报告 2018 概要指出[10],2016 年我国脑出血与脑梗死患者住院人均费用分别为 17 787.00 元、9 387.00 元,相比 2010 年分别增长 61.4%、31.4%。

中风后尽早开展有效的康复治疗不仅可以缩短恢复过程,也会尽可能降低身体功能的残疾。改善患者的功能状况有助于提高其治疗满意度,并减少潜在的长期昂贵的医疗费用。康复治疗的主要目的是预防并发症,减少残疾,提高功能[11]。

中风后的某些并发症对患者最终结局有重要影响,这些并发症大致包括以下几种:

- 运动功能并发症:包括肌肉痉挛(肌张力异常增加),关节挛缩和肩关节并发症。
- 认知和心理并发症:认知障碍,从轻度的认知功能障碍到重度痴呆;心理障碍,如抑郁、焦虑。
- 活动受限所致并发症:中风患者若活动受限,易出现褥疮、深静脉血栓等并发症。
- 感染:中风患者易发生感染,尤其是肺部感染和尿路感染。
- 废用综合征与误用综合征等。

肩关节并发症是中风患者常见的运动功能方面的并发症,很大程度上影响患者上肢功能乃至其他功能的康复进程,因为正常的转移、维持平衡、进行日常生活活动和维持有效的手功能都有赖于良好的肩关节功能[12]。肩关节并发症通常包括肩关节半脱位、肩痛及肩 - 手综合征。

一、肩关节解剖特点

肩关节的解剖结构与其他关节不同。肩关节由肱骨头与肩胛骨的关节盂构成,是典型的“球窝关节”。肩关节仅包绕肱骨头的 1/3,关节囊薄而松弛,所以肩关节是人体运动范围最大而又最灵活的关节。肩关节周围有大量肌肉和韧带,这些肌肉和韧带对维护肩关节的稳固性有重要意义,但关节的前下方肌肉较少,关节囊又最松弛,所以是关节稳固性最薄弱的点。中风之后,患肢肌肉瘫痪、肌张力减低或增加(痉挛)都可导致一系列肩关节并发症。

二、中风后肩关节并发症分类及之间相互关系

中风后肩关节并发症可分为肩关节半脱位、肩 - 手综合征、中风后肩痛三类。

(一)肩关节半脱位

肩关节半脱位(glenohumeral subluxation,GHS)是因肩关节肌肉无力或肌肉痉挛引起的一种常见的中风后并发症,是肩峰和肱骨头出现凹陷使盂肱关节出现机械不完整性的改变[12]。偏瘫上肢最初表现为肌肉迟缓或肌张力降低,在这个阶段,韧带不能维持将肱骨头纳入关节盂的功能,增加了肩关节半脱位的风险[12],尤其是在坐或站位时,由于抗重力作用而更易发生。随着时间的推移,痉挛可导致关节畸形,肩部肌肉的旋转可向下牵拉肩胛骨,也可加重或导致肩关节半脱位。研究表明,29%~81% 的中风后偏瘫患者可出现肩关节半脱位,肩关节半脱位也是肩痛的重要原因之一[13]。

(二)肩 - 手综合征

肩 - 手综合征(shoulder-hand syndrome,SHS),属于反射性交感神经营养不良的一种。反射性交感神经营养不良(reflex sympathetic dystrophy,RSD)是以无明显神经损伤为特征的多发性周围神经和中枢神经系统改变,是偏瘫患者常见并发症[14]。较典型的表现是肩痛、手浮肿和疼痛、皮温升高,消肿后手部肌肉萎缩,甚至挛缩畸形。周围神经变化主要包括血管紧张引起手部的疼痛和肿胀、剧烈压痛或感觉过敏、保护性静止、皮肤营养失衡、患侧上肢血管舒缩不稳定;中枢神经系统变化包括阻断皮层感觉通路、运动皮层去抑制化、破坏身体正常机制[15,16]。

(三)中风后肩痛

中风后肩痛是中风后由肩部软组织病变和损伤(肩袖损伤、肩峰撞击综合征、肩峰下 - 三角肌下滑囊病变、粘连性关节囊炎等)[17]、肩关节半脱位、肩 - 手综合征、牵拉性臂丛神经损伤、中枢性疼痛等多种原因导致的[18],这些

因素可单独或多种混杂出现。

通常表现为活动肩关节时出现疼痛，严重的患者可有静息痛。肩痛最早发生在中风后 2 周，但在中风后 2~3 个月更为常见[12]。据报道，16%~72% 的中风患者发生偏瘫侧肩痛[19-22]，占中风患者的 1/4~1/2[19,22,23]。

（四）中风后三种肩关节并发症之间的关系

如上所述，中风后肩痛、肩手综合征和肩关节半脱位三者之间密切相关，早期往往是单独出现肩关节半脱位，其间出现或不出现肩痛，病程 1 个月后，部分患者出现肩 - 手综合征，最终均会出现肩痛。一般肩关节半脱位患者罹患肩 - 手综合征者尤其为多。肩关节半脱位潜在的并发症包括肩 - 手综合征[24]和继发性臂丛神经损伤[25]。一些研究者还发现肩关节半脱位会增加上肢肩 - 手综合征的发生率[26-28]。

三、中风后肩关节并发症的危险因素及发病机制

（一）肩关节半脱位

1. 危险因素

肩关节半脱位与肩关节的特殊解剖特点及偏瘫迟缓阶段患侧肢体瘫痪程度有关，一般来说，上肢瘫痪程度越重，发生的概率越大。其他如卧床姿势不当、直立体位时下垂的手臂缺乏支撑或转移患者时牵拉患侧手臂等均可导致本病的发生。

2. 发病机制

由于患肩周围肌肉的肌张力降低、阻力减小，长期向下牵拉可导致肩关节向前下方发生半脱位，并产生相应力学效应，如过度拉伸肩关节囊（尤其是优势效应）和冈上肌，或三角肌迟缓[12]。此外，肩袖损伤[29,30]、肌肉（冈上肌和三角肌）韧带过度拉伸[31]、肩周炎和肌腱炎[32]，肱二头肌肌腱粘连[33]和韧带断裂[34]也与肩关节半脱位相关。

（二）肩 - 手综合征

1. 危险因素

腕屈曲位长时间受压、对手关节的过度牵拉、输液时液体渗漏至手背组

织内、手部小的意外损伤、肌肉泵的作用减弱、交感神经系统和上肢的感受性异常等是引起中风后发生肩-手综合征的可能原因[35]。中风后出现肩-手综合征的发生率为2%~49%[36,37]，这种巨大的差异是由于之前的研究在诊断标准上缺乏共识所导致的。

2. 发病机制

目前尚不完全清楚，但其发病和严重程度与中风的病因、运动功能障碍严重程度与恢复情况、痉挛、感觉障碍、肩关节半脱位[14]有关。

但比较明确的是在神经纤维的传导过程中，初级传入纤维由于激烈的炎症反应和化学介质的影响而出现炎症浸润，之后被诱导成为超兴奋传入纤维（外周敏化）。一般认为，肩-手综合征初期的水肿、血管舒张和多汗症都是在局部神经源性炎症的基础上发生的，神经纤维C的重复放电使髓质兴奋性增加（中枢敏化），另一个重要因素则可能是中枢神经系统重组影响到了初级躯体感觉皮层。虽然不能确定交感神经是否起到了核心作用，但是其活动确实是患者出现肩-手综合征亚型症状的一个主导因素，交感神经阻滞可使症状缓解。

肩关节生物力学的破坏与中风后肩-手综合征的进展有关联[38]，并且患者发展为肩-手综合征的可能性与肩关节损伤程度及患肢静止时间的长短有关[39]，也有假说认为肩关节损伤与肩-手综合征发展有关[40]。然而，我们仍然不知道它是如何导致一系列疼痛症状的，据以往的研究显示可能与交感神经反应亢进和外周神经的变化有关，而现代影像学检查还发现在这个过程中有中枢神经系统和局部炎症反应的参与，如丘脑灌注的改变[41]和大脑感觉皮层的异常[42]，而肩-手综合征局部炎症反应表现为患肢免疫球蛋白及其他炎症介质含量增高[43,44]。另外，皮内分析分光光度法可见患肢毛细血管氧合度降低[45]，这些都能证明患肢是处于相对缺氧状态的。

（三）中风后肩痛

1. 危险因素[46]

（1）肩关节半脱位。

（2）肌张力异常。肌张力降低或增高均可引起肩关节的解剖结构改变，肩周围肌肉韧带拉伤而致肩痛。

(3) 软组织损伤,如肩袖撕裂、肩峰撞击综合征、软组织粘连性改变等。研究表明,20.3% 肩痛患者有肩袖撕裂[47]。

(4) 神经损伤,包括周围神经损伤和中枢神经损伤。①周围神经如臂丛神经、腋神经及肩胛上神经,由于瘫痪及肌张力的异常,极易损伤。②中枢神经损伤,病例如丘脑综合征、肩 - 手综合征等。

(5) 异位骨化,又称神经源性异位骨化,是与中枢神经系统损伤或疾病有关的异位骨化,常见于脑卒中、脑外伤及脊髓损伤。

2. 发病机制

因为肩痛发生的原因较多,机制也多种多样,除上述肩关节半脱位和肩 - 手综合征外概括如下:肌张力方面主要因张力低下时因重力的原因肩周围组织受到过度牵拉、张力增强时肌肉附着的骨膜部位受到持续牵拉,同时又缺乏反射性肌肉活动而出现肩痛[48];肩周围软组织损伤、肩关节粘连性改变[49]等均可引起局部疼痛;无论周围神经还是中枢神经(主要是丘脑)损伤均可引起疼痛。

四、中风后肩关节并发症的诊断

(一) 肩关节半脱位

肩峰与肱骨头之间可触及明显凹陷;肩关节 X 线检查是评估半脱位程度的较精确的检查方法。两侧肩关节正位片上患侧肩峰与肱骨头间隙>14mm,或患侧的间隙比健侧大 10mm,可作为诊断依据[50]。

(二) 肩 - 手综合征

1. 临床表现

分为三期[51]:

Ⅰ期(早期)患者骤然肿胀,伴有皮温及皮色变化,腕关节及肩关节疼痛,活动受限。

Ⅱ期(后期)疼痛加重,肿胀减轻,皮肤萎缩,X 线可查出骨质的变化。

Ⅲ期(末期或后遗症期)未经治疗的手变成固定的典型畸形手,手部皮肤和肌肉明显萎缩,水肿和疼痛消失,关节活动度永久丧失。

不同患者在不同时期可出现不同的症状,而首先出现的常常是疼痛、肿胀、潮红、皮肤温度改变和敏感性增强(冷觉过敏和触觉过敏尤为显著),中风患者如存在肩痛、上肢及手指肿胀,无论有无手指疼痛,均可诊为肩-手综合征。不过应排除局部外伤、感染、周围血管疾病等所引起的浮肿。

2. X 线检查

初始期 X 线检查可正常。脱钙 30%~50% 时 X 线才能检测到关节周围骨质疏松[52]。

3. 影像学检查

CT 可发现晚期肩-手综合征患者的患肩、手的骨质疏松[53,54],而 MRI 检查可发现患肩、手皮肤增厚,造影显示组织增生,软组织水肿,这些检查都可为诊断肩-手综合征提供依据[55]。

(三)中风后肩痛

中风后肩痛的诊断可通过详尽的体格检查和量表评估来完成,患者自我感觉疼痛的程度远低于体格检查时的疼痛程度。据报告,约 40% 否认肩痛的患者在体格检查时会出现疼痛,中风后肩痛最常见的体征是肱二头肌肌腱压痛,冈上肌压痛,Neer 征阳性(检查者用手向下压迫患者患侧肩胛骨,并使患臂上举,肱骨大结节与肩峰撞击而出现疼痛)[22]。超声可能有助于中风后肩部疼痛诊断,肩痛与肩关节软组织损伤、异常的关节活动、对疼痛的敏感度有关,约 1/3 的急性中风患者超声检查发现偏瘫侧肩关节异常,包括肱二头肌渗出液或者滑囊积液,肱二头肌病变,冈上肌、肩胛下肌肉、颈回旋肌撕裂等[56]。

五、中风后肩关节并发症的管理

(一)预防

肩痛的预防重于治疗[57]。在严重的上肢运动功能障碍出现之后和痉挛出现之前,肩关节会出现明显的松弛并且容易损伤。这个阶段要特别注意保持肩关节稳定性,及早实施被动关节活动训练等物理治疗[58]。

正确的摆放患肢和使用悬吊带可预防肩关节半脱位或延缓其进展。半脱位极少能够自愈[59],目前也没有证据显示半脱位的发生有降低的趋势,因此,预防是极为必要的[60]。预防半脱位的干预措施可阻止病情恶化,这些措施主要是预防肩外伤,例如:加强对职工、护理人员及患者在手法复位、体位转移、患肢摆放方面的宣教,从而预防肩关节半脱位和肩痛的发生[60]。

预防肩关节半脱位有助于预防肩痛,对于有发生肩痛风险的严重的偏瘫患者,可通过患侧肩部佩戴肩吊带,对职工护理人员及患者进行预防肩部外伤的宣教等措施进行预防[60]。

良肢位摆放是肩 - 手综合征早期预防的重要措施,避免患者上肢尤其是手的外伤、疼痛、过度牵引及长时间垂悬。

（二）治疗

一旦出现疼痛症状应立即处理,治疗措施应采用轮椅的扶手和臂槽固定或肩吊带机械固定。药物治疗应谨慎,目前一线用药是止痛药或非甾体抗炎药[57],肌张力增高导致的疼痛可选用抗痉挛药进行治疗;药物治疗应与物理治疗联合使用[61]。

此外,还可选用经皮神经电刺激进行治疗,激活有髓感觉纤维,破坏无髓C神经纤维对疼痛信号的传导来发挥作用[62],功能性电刺激（FES）通过刺激肩胛带肌肉来维持肩关节稳定性从而改善疼痛、关节活动度与手臂功能[63],FES作用的关键肌是冈上肌和三角肌[64]。盂肱关节和肩峰下间隙注射糖皮质激素可有效缓解肩痛,但证据仍不充分[4]。肉毒毒素注射可改善肩痛症状,在某些情况下甚至使疼痛消失[65]。肩胛上神经阻滞术是通过阻断疼痛和神经病理性疼痛的机制来缓解症状[4]。对顽固性病例可采用肌腱挛缩松解术、肩袖撕裂修复术、肩胛关节松动术等疗法进行治疗[66]。此外,针刺结合标准运动疗法被认为是治疗偏瘫肩痛有效又安全的辅助疗法[4]。按摩和穴位按压疗效的临床研究显示,其并不比常规治疗更有效[67]。当患者身体直立（站位或坐位）,上肢下垂保持静止时,会导致组织循环不畅而出现手肿。肢体气压治疗、电刺激、休息时抬高患肢均可用于预防或缓解肿胀[60]。

由于肩 - 手综合征的发病机制尚不完全清楚,故目前仍无确切的治疗方案,可采用的疗法包括非药物疗法、药物疗法、心理疗法、局部阻滞、神经调节和交感神经切断术[14]。本并发症的治疗以减少疼痛、保持关节活动性、恢复功能为目标[14]。越早治疗效果越好,某些病例的症状甚至可完全缓解。作业治疗联合物理治疗的协作治疗可常促进患肢活动,增强患肢力量,并控制水肿。鉴于早期关节损伤可导致肩 - 手综合征发生,因此有效的预防关节损伤可降低肩 - 手综合征发病率[68],如在星状神经节水平阻断交感神经的传导[69]。

脱敏疗法是治疗的基础方法[14]。脱敏是逐渐增加患处对痛觉刺激的适应能力的过程,一般认为在正常范围内,逐渐增加痛觉刺激可使中枢神经系统对痛觉刺激的适应能力进行功能重组[70]。其他非药物疗法还包括运动想象疗法和镜像疗法。运动想象疗法是指为了提高运动功能而进行的反复运动想象,没有任何运动输出,根据运动记忆在大脑中激活某一活动的特定区域,从而达到提高运动功能的目的一种疗法。镜像疗法是让患者将镜子中看到的患侧肢体想像为正常肢体,并感知其自由运动。这两个疗法均可减少由肩 - 手综合征引起的相关疼痛,并改善中风后运动功能[71]。这两个疗法的作用机制是可促使大脑皮质的变化与功能重组。心理因素如抑郁和焦虑可能在疼痛发生前就已发生,心理治疗也是缓解肩 - 手综合征的症状的重要方法[72,73]。

尽管并未对中风后肩 - 手综合征患者进行美金刚[74]、加巴喷丁[75]、三环类抗抑郁药[76]的疗效研究,但临床上这些治疗神经痛的常用药均显示有较好疗效。1 项针对非中风患者的队列研究发现双膦酸盐类药物可通过抑制破骨细胞的过度活跃来缓解疼痛[76]。炎症反应在肩 - 手综合征的病机和进展过程中都起到了一定的作用,抗炎治疗也可以被作为一个潜在的治疗措施。皮质类激素已应用于非中风型肩 - 手综合征和中风后肩 - 手综合征患者,针对创伤后肩 - 手综合征和中风后肩 - 手综合征的小型安慰剂对照试验显示,短期内使用糖皮质激素可明显改善疼痛症状[77]。

六、中风后肩关节并发症的预后

肩关节半脱位常发生于中风早期,由患侧手臂的重力牵引或被外力压迫牵拉所致,若不及时治疗,可进一步发展为肩痛和肩 - 手综合征。

随着肩 - 手综合征的病情进展,患肢会苍白发冷,皮肤指甲也发生变化,并出现肌肉痉挛和肌紧张,这些症状一旦出现往往都是不可逆的。这种复杂性区域疼痛的症状有时会从原有的疼痛部位扩散至身体其他部分,如对侧肢体,这种疼痛会因情绪压力等心理因素而恶化。

本 章 总 结

定义	• 肩关节半脱位是指肱骨头部分或不完全脱出关节盂,导致关节的机械完整性发生变化 • 中风后肩痛是由肌张力异常、肩周软组织损伤、中枢和周围神经损伤、心理因素、自主神经传入机制及肩关节半脱位、肩-手综合征等多种因素所致的肩部疼痛 • 肩手综合征是由外伤或神经损伤过度反应引起的神经病理性疼痛
诊断	• 肩关节半脱位:肩局部疼痛,关节运动范围受限,肩峰肱骨头之间明显的凹陷,影像学检查可辅助诊断 • 肩痛:结合病史,通过详尽的体格检查和量表评估来确定 • 肩手综合征:结合疼痛、肿胀、皮肤温度改变和敏感性增强等临床表现及 CT、MRI 结果
治疗	• 肩关节半脱位:正确的良肢位摆放、吊带、捆扎、宣教 • 肩痛:正确的良肢摆放位,吊带,捆扎,宣教;使用镇痛药和非甾体抗炎药、抗痉挛药;皮肤表面电刺激;注射皮质类固醇或肉毒毒素;肩胛上神经阻滞术等外科手术 • 肩手综合征:非药物治疗有心理疗法等,药物治疗包括局部阻滞,神经调节,交感神经切除术

参 考 文 献

［1］ World Health Organization. Recommendations on stroke prevention, diagnosis, and therapy. Report of the WHO Task Force on Stroke and other Cerebrovascular Disorders [J]. Stroke, 1989, 20 (10): 1407-1431.

［2］ World Health Organization. Global Status Report on Noncommunicable Diseases 2014 [M]. World Health Organization, 2014.

［3］ American Heart Association. Heart and Stroke Statistical Update—2005. Dallas [J]. Tex: American Heart Association, 2005.

［4］ WINSTEIN C J, STEIN J, ARERA R, et al. Guidelines for Adult Stroke Rehabilitation and Recovery: A Guideline for Healthcare Professionals From the American Heart Association/ American Stroke Association [J]. Stroke, 2016, 47 (6): e98-169.

［5］ Australian Institute of Health. Australia's health 2012: the thirteenth biennial health report of the Australian Institute of Health and Welfare [M]. AIHW, 2012.

［6］ ECONOMICS D A. The economic impact of stroke in Australia (2013)[J]. Melbourne: NSF, 2013.

［7］ 王拥军, 李子孝, 谷鸿秋, 等. 中国卒中报告 2019 [J]. 中国卒中杂志, 2020, 15 (10): 1037-1043.

［8］ JOHNSTON S C, MENDIS S, MATHERS C D. Global variation in stroke burden and mortality: estimates from monitoring, surveillance, and modelling [J]. Lancet Neurol, 2009, 8 (4): 345-354.

［9］ 陈竺. 全国第三次死因回顾抽样调查报告 [M]. 北京: 中国协和医科大学出版社, 2008.

［10］ 王陇德, 刘建民, 杨弋, 等. 我国脑卒中防治仍面临巨大挑战——《中国脑卒中防治报告 2018》概要 [J]. 中国循环杂志, 2019, 34 (2): 105-119.

［11］ DUNCAN P W, ZOROWITZ R, BATES B, et al. Management of adult stroke rehabilitation care: a clinical practice guideline [J]. Stroke, 2005, 36 (9): e100-143.

［12］ METHA S, TEASULL R, FOLEY N. Evidence-Based Review of Stroke Rehabilitation-Painful Hemiplegic Shoulder. http://www. ebrsr. com/evidence-review/11-hemiplegic-shoudler-pain-complex-regional-pain-syndrome.

［13］ PACI M, NANNETTI L, RINALDI L A. Glenohumeral subluxation in hemiplegia: an overview [J]. J Rehabil Res Dev, 2005, 42 (4): 557-568.

［14］ PERTOLDI S, DI BENEDETTO P. Shoulder-hand syndrome after stroke. A complex regional pain syndrome [J]. Eura Medicophys, 2005, 41 (4): 283-292.

［15］ MOSELEY G L. Graded motor imagery is effective for long-standing complex regional pain syndrome: a randomised controlled trial [J]. Pain, 2004, 108 (1-2): 192-198.

［16］ MOSELEY G L. Graded motor imagery for pathologic pain: a randomized controlled trial [J]. Neurology, 2006, 67 (12): 2129-2134.

［17］ 曾慧玲. 脑卒中后偏瘫肩痛的诊疗现状 [J]. 光明中医, 2016, 31 (2): 292-295.

［18］ 刘雅丽. 偏瘫后肩痛的原因与治疗 [J]. 神经损伤与功能重建, 1999, 19 (4): 149-152.

［19］ GAMBLE G E, BARBERAN E, BOWSHER D, et al. Post stroke shoulder pain: more common than previously realized [J]. Eur J Pain, 2000, 4 (3): 313-315.

［20］ ROY C W, SANDS M R, HILL L D. Shoulder pain in acutely admitted hemiplegics [J]. Clin Rehabil, 1994, 8 (4): 334-340.

［21］ DROMERICK A, REDING M. Medical and neurological complications during inpatient stroke rehabilitation [J]. Stroke, 1994, 25 (2): 358-361.

［22］ DROMERICK A W, EDWARDS D F, KUMAR A. Hemiplegic shoulder pain syndrome: frequency and characteristics during inpatient stroke rehabilitation [J]. Arch Phys Med Rehabil, 2008, 89 (8): 1589-1593.

［23］ LINDGREN I, JONSSON A C, NORRVING B, et al. Shoulder pain after stroke: a prospective population-based study [J]. Stroke, 2007, 38 (2): 343-348.

［24］ KATZ N. The impact of pain management on quality of life [J]. J Pain Symptom Manage, 2002, 24 (1): S38-S47.

［25］ CHINO N. Electrophysiological investigation on shoulder subluxation in hemiplegics [J]. Scand J Rehabil Med, 1981, 13 (1): 17-21.

［26］ DURSUN E, DURSUN N, URAL C E, et al. Glenohumeral joint subluxation and reflex sympathetic dystrophy in hemiplegic patients [J]. Arch Phys Med Rehabil, 2000, 81 (7): 944-946.

［27］TEPPERMAN P S, GREYSON N D, HILBERT L, et al. Reflex sympathetic dystrophy in hemiplegia [J]. Arch Phys Med Rehabil, 1984, 65 (8): 442-447.

［28］CHANG J J, TSAU J C, LIN Y T. Predictors of shoulder subluxation in stroke patients [J]. Kaohsiung J Med Sci, 1995, 11 (5): 250-256.

［29］NAJENSON T, YACUBOVICH E, PIKIELNI S S. Rotator cuff injury in shoulder joints in hemiplegic patients [J]. Scand J Rehabil Med, 1971, 3 (3): 131-137.

［30］CHINO N. Electrophysiological investigation on shoulder subluxation in hemiplegics [J]. Scand J Rehabil Med, 1981, 13 (1): 17-21.

［31］SHAHANI B T, KELLY E B, GLASSE S. Hemiplegic shoulder subluxation [C]. Arch Phys Med Rehabil, 1981, 62 (10): 17-21.

［32］GRIFFIN J W. Hemiplegic shoulder pain [J]. Phys Ther, 1986, 66 (12): 1884-1893.

［33］HAKUNO A, SAHIKA H, OHKAWA T, et al. Arthrographic findings in hemiplegic shoulders [J]. Arch Phys Med Rehabil, 1984, 65 (11): 706-711.

［34］JENSEN E M. The hemiplegic shoulder [J]. Scand J Rehabil Med Suppl, 1980, 7: 113-119.

［35］姜道新, 马得旅, 王楠, 等. 肩手综合征的流行病学及病因病机研究进展 [J]. 中西医结合心脑血管病杂志, 2016, 14 (1): 47-49.

［36］MCLEAN D E. Medical complications experienced by a cohort of stroke survivors during inpatient, tertiary-level stroke rehabilitation [J]. Arch Phys Med Rehabil, 2004, 85 (3): 466-469.

［37］KOCABAS H, LEVENDOGLU F, OZERBIL O M, et al. Complex regional pain syndrome in stroke patients [J]. Int J Rehabil Res, 2007, 30 (1): 33-38.

［38］DURSUN E, DURSUN N, URAL C E, et al. Glenohumeral joint subluxation and reflex sympathetic dystrophy in hemiplegic patients [J]. Arch Phys Med Rehabil, 2000, 81 (7): 944-946.

［39］GOKKAYA N K, ARAS M, YESILTEPE E, et al. Reflex sympathetic dystrophy in hemiplegia [J]. Int J Rehabil Res, 2006, 29 (4): 275-279.

［40］CHAE J. Poststroke complex regional pain syndrome [J]. Top Stroke Rehabil, 2010, 17 (3):151-162.

［41］FUKUMOTO M, USHIDA T, ZINCHUK V S, et al. Contralateral thalamic perfusion in patients with reflex sympathetic dystrophy syndrome [J]. Lancet, 1999, 354 (9192): 1790-1791.

［42］JUOTTONEN K, GOCKEL M, SILEN T, et al. Altered central sensorimotor processing in patients with complex regional pain syndrome [J]. Pain, 2002, 98 (3): 315-323.

［43］SCHINKEL C, GAERTNER A, ZASPEL J, et al. Inflammatory mediators are altered in the acute phase of posttraumatic complex regional pain syndrome [J]. Clin J Pain, 2006, 2 (3): 235-239.

［44］OKUDAN B, CELIK C. Determination of inflammation of reflex sympathetic dystrophy at early stages with Tc-99m HIG scintigraphy: preliminary results [J]. Rheumatol Int,

2006, 26 (5): 404-408.

[45] KOBAN M, LEIS S, SCHULTZE-MOSGAU S, et al. Tissue hypoxia in complex regional pain syndrome [J]. Pain, 2003, 104 (1-2): 149-157.

[46] 张敏, 孙永, 龚美容, 等. 脑中风后肩关节疼痛康复治疗近况 [J]. 广西中医药大学学报, 2016, 19 (1): 80-83.

[47] 李涛, 周谋望. 脑卒中肩痛患者肩部病变的研究 [J]. 中国康复医学杂志, 2017, 32 (10): 1135-1138.

[48] 刘亚楠. 脑卒中后肩痛的原因分析及康复训练方法 [J]. 中国误诊医学, 2012, 12 (6): 1361-1362.

[49] 杨雪景, 李兰英. 脑卒中肩痛患者原因及防治体会 [J]. 中国误诊医学, 2010, 10 (15): 3622-3623.

[50] 中华人民共和国卫生部医政司. 中国康复医疗诊疗规范 [M]. 北京: 华夏出版社, 1999: 82-83.

[51] 徐本华. 肩 - 手综合征的康复 [J]. 中国组织工程研究, 1999,(3): 1332-1333.

[52] 张通. 脑卒中的功能障碍与康复 [M]. 北京: 科学技术文献出版社, 2006: 108.

[53] KOZIN F, GENANT H K, BEKERMAN C, et al. The reflex sympathetic dystrophy syndrome. Ⅱ. Roentgenographic and scintigraphic evidence of bilaterality and of periarticular accentuation [J]. Am J Med, 1976, 60 (3): 332-338.

[54] SAMBROOK P, CHAMPION G D. Reflex sympathetic dystrophy; characteristic changes bone on CT scan [J]. J Rheumatol, 1990, 17 (10): 1425-1426.

[55] SCHWEITZER M E, MANDEL S, SCHWARTZMAN R J, et al. Reflex sympathetic dystrophy revisited: MR imaging findings before and after infusion of contrast material [J]. Radiology, 1995, 195 (1): 211-214.

[56] HUANG Y C, LIANG P J, PONG Y P, et al. Physical fndings and sonography of hemiplegic shoulder in patients after acute stroke during rehabilitation [J]. J Rehabil Med, 2010, 42 (1): 21-26.

[57] DAWSON A S, KNOX J, MCCLURE A, et al. Stroke Rehabilitation Best Practices Writing Group: Management of shoulder pain following stroke [J]. Canadian Best Practice Recommendations for Stroke Care. Ottawa, Ontario, Canada, Heart and Stroke Foundation and the Canadian Stroke Network, 2013: pp 47-50.

[58] VASUDEVAN J M, BROWNE B J. Hemiplegic shoulder pain: an approach to diagnosis and management [J]. Phys Med Rehabil Clin N Am, 2014, 25 (2): 411-437.

[59] ZOROWITZ R D. Recovery patterns of shoulder subluxation after stroke: a six-month followup study [J]. Top Stroke Rehabil, 2001, 8 (2): 1-9.

[60] Clinical Guidelines for Stroke Management 2010. The Stroke Foundation, 2010. https://www. pedro. org. au/wp-content/uploads/CPG_stroke. pdf.

[61] VAN OUWENALLER C, LAPLACE P M, CHANTRAINE A. Painful shoulder in hemiplegia [J]. Arch Phys Med Rehabil, 1986, 67 (1): 23-26.

[62] GARRISON D W, FOREMAN R D. Decreased activity of spontaneous and noxiously evoked dorsal horn cells during transcutaneous electrical nerve stimulation (TENS)[J].

Pain,1994, 58 (3): 309-315.

[63] FAGHRI P D, RODGERS M M, GLASER R M, et al. The effects of functional electrical stimulation on shoulder subluxation, arm function recovery, and shoulder pain in hemiplegic stroke patients [J]. Arch Phys Med Rehabil, 1994, 75 (1): 73-79.

[64] LINN S L, GRANAT M H, LEES K R. Prevention of shoulder subluxation after stroke with electrical stimulation [J]. Stroke, 199, 30 (5): 963-968.

[65] BHAKTA B B, COZENS J A, BAMFORD J M, et al. Use of botulinum toxin in stroke patients with severe upper limb spasticity [J]. J Neurol Neurosurg Psychiatry, 1996, 61 (1): 30-35.

[66] HARRISON R A, FIELD T S. Post stroke pain: identification, assessment, and therapy [J]. Cerebrovasc Dis, 2015, 39 (3-4): 190-201.

[67] SMITH L. Management of patients with stroke: Rehabilitation, prevention and management of complications, and discharge planning: A national clinical guideline [M]. SIGN, 2010.

[68] KONDO I, HOSOKAWA K, SOMA M, et al. Protocol to prevent shoulder-hand syndrome after stroke [J]. Arch Phys Med Rehabil, 2001, 82 (11): 1619-1623.

[69] WASNER G, SCHATTSCHNEIDER J, BINDER A, et al. Complex regional pain syndrome–diagnostic, mechanisms, CNS involvement and therapy [J]. Spinal Cord, 2003, 41 (2): 61-75.

[70] HARDEN R N. Complex regional pain syndrome [J]. Br J Anaesth, 2001, 87 (1): 99-106.

[71] ALTSCHULER E L, WISDOM S B, STONE L, et al. Rehabilitation of hemiparesis after stroke with a mirror: early recanalisation in acute ischaemic stroke saves tissue at risk defined by MRI [J]. Lancet, 1999, 353 (9169): 2036-2037.

[72] LOHNBERG J A, ALTMAIER E M. A review of psychosocial factors in complex regional pain syndrome [J]. J Clin Psychol Med Settings, 2013, 20 (2): 247-254.

[73] GIERTHMUHLEN J, BINDER A, BARON R. Mechanism-based treatment in complex regional pain syndromes [J]. Nat Rev Neurol, 2014, 10 (9): 518-528.

[74] FINNERUP N B, ATTAL N, HAROUTOUNIAN S, et al. Pharmacotherapy for neuropathic pain in adults: a systematic review and meta-analysis [J]. Lancet Neurol, 2015, 14 (2): 162-173.

[75] ATTAL N, CRUCCU G, BARON R, et al. EFNS guidelines on the pharmacological treatment of neuropathic pain: 2010 revision [J]. Eur J Neurol, 2010, 17 (9): 1113-e88.

[76] MOULIN D E, CLARK A J, GILRON I, et al. Canadian Pain Society. Pharmacological management of chronic neuropathic pain-consensus statement and guidelines from the Canadian Pain Society [J]. Pain Res Manag, 2007, 12 (1): 13-21.

[77] BRAUS DF, KRAUSS JK, STROBEL J. The shoulder-hand syndrome after stroke: a prospective clinical trial [J]. Ann Neurol, 1994, 36: 728-733.

第二章 中风后肩关节并发症的中医认识概述

导语:本章描述了当代主要的中医教科书和指南中有关中风后肩关节并发症的病因病机、辨证论治及治疗的内容。中医认为,中风后肩关节并发症是由于中风后气血失调所致。现在的指南、文献及教科书很少提及中风后肩关节并发症的辨证分型,临床上最常用的辨证是基于中风的中经络,推荐的中药也是基于辨证进行,同时也推荐在肩关节局部进行针灸和推拿治疗。

肩 - 手综合征、肩痛、肩关节半脱位作为中风后常见的并发症,是影响偏瘫侧上肢运动功能恢复的主要因素,中医古代文献中无此类病证的命名,但有仆击、薄厥、偏枯、偏风、风痱、半身不遂等病名及中风后肩部症状的描述。如《素问·风论》有"风中五脏六腑之俞,亦为脏腑之风,各入其门户,所中则为偏风"的描述,《灵枢·刺节真邪》有"虚邪偏客于身半,其入深,内居营卫,营卫稍衰,则真气去,邪气独留,发为偏枯"的描述,《针灸甲乙经》有"偏枯,身偏不用而痛""偏枯,臂腕发痛,时屈不能伸""肩肘中痛,难屈伸,手不可举重,腕急"等描述。肩部运动功能障碍症状多以中风后瘫痪肢体局部肌肉关节疼痛、肿胀、屈伸不利及抬举困难等为特征,虽与中医痹证相似,但其病因病机及辨证论治仍参考中风,是中风基本病机在身体局部的表现。

一、病因病机

中医认为[1]中风病是由于脏腑功能失调,正气虚弱,加之情志过极,劳倦内伤,饮食不节,气候骤变等因素而诱,病性为本虚标实、上盛下虚,以肝肾阴虚,气血衰弱为本,风火相煽,痰湿壅盛,气逆血瘀为标。《金匮要略》的"内虚邪中"理论已有详细阐述,"寸口脉浮而紧,紧则为寒,浮则为虚,寒虚相搏,邪在皮肤,浮者血虚,络脉空虚,贼邪不泻,或左或右,邪气反缓,正气即急,正气引邪,喎僻不遂"。本病的基本病机为阴阳失调,气血逆乱,上犯于脑。

二、辨证论治

(一)中药内服

中风病的病位有深浅,病情有轻重,病势有顺逆,所以应注重辨中经络和中脏腑、辨疾病的分期及病势的顺逆等。中风病的急性期分为中经络和中脏腑,中经络是以半身不遂、偏身麻木、口舌喎斜、言语謇涩为主症,中脏腑多伴有神智恍惚或神志不清等表现[1]。中风病的病程可分为急性期、恢复期、后遗症期三个阶段。中风后的肩部运动功能障碍多发生在疾病的恢复期和后遗症期,急性期多以中经络为主,大多数患者的症状较轻,无明显的神志障碍,多表现为半身不遂,肩部关节肿胀疼痛,屈伸不利,伴或不伴有口舌喎斜、言语不利等症状。

本病病性为本虚标实,急性期虽有正气不足,但以风、火、痰、瘀等标实为主,治当以平肝息风,清热涤痰,化痰通腑,活血通络等法。恢复期及后遗症期多为虚实夹杂,治宜扶正祛邪,常用益气活血,育阴通络等法,并配合针灸、按摩及其他康复治疗。

现有的指南、共识或教材等较少提及中风后肩关节并发症的明确辨证分型,现仍多采用中经络的辨证分型进行临床诊治,辨证及方药来源于《中医内科学》[1]、《中医循证临床实践指南——中医内科》[2]、《中医内科常见病诊疗指南》[3,4]等,具体的方药组成参考《中医方剂大辞典》[5]。

1. 风火上扰证

证候:半身不遂,口舌喎斜,言语謇涩或不语,偏身麻木,肩部疼痛,痛处不定,眩晕头痛,面红目赤,口苦咽干,心烦易怒,尿赤便干,舌质红绛,苔黄腻而干,脉弦数。

治法:平肝潜阳,清热息风。

方药:天麻钩藤饮加减[1-4]。

方药组成:天麻、钩藤、石决明、川牛膝、杜仲、桑寄生、黄芩、栀子、益母草、夜交藤、茯神。

方解：方中天麻、钩藤平肝息风；石决明镇肝潜阳；川牛膝引血下行；黄芩、山栀子清肝泻火；杜仲、桑寄生补益肝肾；茯神、夜交藤养血安神；益母草活血利水。全方共奏平肝潜阳，清热息风之功。

2. 风痰阻络证

证候：半身不遂，肢体拘急，口舌㖞斜，言语謇涩或不语，偏身麻木，肩部肿痛，得温痛减，头晕目眩，痰多而黏，舌质黯淡，舌苔薄白或白腻，脉弦滑。

治法：息风化痰，活血通络。

方药：化痰通络汤[1-4]。

方药组成：法半夏、白术、天麻、胆南星、丹参、香附、酒大黄。

方解：方中半夏、白术燥湿健脾；天麻平肝息风；胆南星清热化痰；香附疏肝理气；丹参活血化瘀；大黄通腑泄浊。全方有化痰息风通络之功。

3. 痰热腑实证

证候：半身不遂，肢体强痉，偏身麻木，肩部肿胀热痛，言语不利，口舌㖞斜，腹胀，便干便秘，头痛目眩，咳痰或痰多，舌质红苔黄腻或黄燥，脉弦滑或滑大。

治法：化痰通腑。

方药：星蒌承气汤[1-4]。

方药组成：瓜蒌、胆南星、大黄、芒硝。

方解：方中瓜蒌、胆南星清热化痰；大黄、芒硝荡涤肠胃、通腑泄热，本方使用大黄、芒硝剂量应当视病情和体质进行适时调整或停药，以免耗损正气。

4. 气虚血瘀证

证候：半身不遂，肢体瘫软，偏身麻木，肩部疼痛，以夜间刺痛明显，局部可见瘀络，手足肿胀，口舌㖞斜，言语不利，面色㿠白，气短乏力，口角流涎，心悸便溏，舌质黯淡，有齿痕，舌苔白腻，脉沉细。多见于恢复期和后遗症期，急性期也可见。

治法：益气活血。

方药：补阳还五汤加减[1-4]。

药物组成：黄芪、当归、桃仁、红花、赤芍、川芎、地龙。

方解:方中重用黄芪补气,使气旺而血行,祛瘀不伤正;当归、川芎、赤芍、桃仁、红花、地龙活血化瘀通络。

5. 阴虚风动证

证候:半身不遂,偏身麻木,肩痛,肉消拘急,不能抬举,口舌㖞斜,言语不利,眩晕耳鸣,五心烦热,咽干口燥,舌质红而体瘦,少苔或无苔,脉弦细数。多见于恢复期或后遗症期,急性期也可出现。

治法:滋阴潜阳,镇肝息风。

方药:镇肝熄风汤加减[1-3]。

药物组成:牛膝、生龙骨、生牡蛎、代赭石、龟板、白芍、玄参、天冬、川棟子、麦芽、茵陈、甘草。

方解:方中龙骨、牡蛎、代赭石镇肝潜阳;白芍、天冬、玄参、龟板滋阴潜阳;重用牛膝并辅以川棟子引血下行;茵陈、麦芽清肝舒郁;甘草调和诸药。

表2-1 中风后肩关节并发症的辨证分型、治法及方剂

辨证分型	治法	方剂
风火上扰证	平肝潜阳,清热息风	天麻钩藤饮加减
风痰阻络证	息风化痰,活血通络	化痰通络汤
痰热腑实证	化痰通腑	星蒌承气汤
气虚血瘀证	益气活血	补阳还五汤加减
阴虚风动证	滋阴潜阳,镇肝息风	镇肝熄风汤加减

(二)中药熏洗[2-4]

复方通络液:红花、川乌、草乌、当归、川芎、桑枝等。以上药物煎汤取1 000~2 000ml,煎煮后趁热以其蒸气熏患侧手部,待药水略温后,洗、敷肿胀的手部及患侧肢体。

(三)针灸及其他中医疗法

1. 针灸

体针:以手足阳明经穴为主,辅以太阳、少阳经穴。

穴位:肩髃、肩髎、肩贞、肩前、阿是穴、液门、阳池、腕骨[2]。

操作:针刺治疗手法多采用补法或平补平泻法,可加灸法。

腹针:取中脘及健侧的商曲,患侧的滑肉门等。

2. 推拿

取穴:合谷、曲池、缺盆、肩髃、肩贞、肩井、天宗。

操作:手法采用一指禅推、点、按、拿、扳、拔伸、摇、抖、搓等[3]。应避免对痉挛肌群的强刺激。

三、预防调护

1. 中风急性期患者以良肢位摆放及定时体位变换,神志转清或生命体征稳定后应及早进行肢体功能的康复治疗,并继续良肢位摆放或对瘫痪严重或肩关节半脱位者利用肩托及轮椅扶手辅助治疗。

2. 慎起居,调情志饮食。中风由于正气亏虚,饮食不节,情志过极等导致阴阳失调,气血逆乱所致,故中老年人应适时进行体育锻炼,使气血通畅;保持心情舒畅和情绪稳定;饮食宜清淡,避免肥甘厚味及嗜烟酗酒。

参 考 文 献

[1] 田德禄. 中医内科学 [M]. 北京:人民卫生出版社,2002.

[2] 中国中医科学院. 中医循证临床实践指南:中医内科 [M]. 北京:中国中医药出版社,2011.

[3] 中华中医药学会. 中医内科常见病诊疗指南·西医疾病部分 [M]. 北京:中国中医药出版社,2008.

[4] 中华中医药学会. 中医内科常见病诊疗指南·中医疾病部分 [M]. 北京:中国中医药出版社,2008.

[5] 彭怀仁. 中医方剂大辞典 [M]. 北京:人民卫生出版社,1994.

第三章　中风后肩关节并发症类证的中医古籍研究

导语:中医古籍为预防和治疗疾病提供了丰富的资料来源。在现代临床实践中,有些治疗疾病的方法可在很多经典中医文献中找到,包括当前的中风并发症的治疗方法。本章根据古籍词典、教科书或专著确定检索词,在《中华医典》上进行系统检索。从检索到的超过 1 100 条可能是和很有可能是中风后肩关节并发症古籍文献中,分析常用的方剂、中药和针刺穴位。

中医疗法已经实践了几千年。例如,针灸通常被认为起源于 2 500 年前中国古代的春秋晚期(公元前 770 年—公元前 476 年)或是战国早期(公元前 474 年—公元前 221 年)[1,2],而《神农本草经》被公认为是现存最早的中药学著作,成书于西汉时期(公元前 206 年—公元 24 年)[3,4]。

在几千年中医临床实践中,积累了许多描述与中风、中风后并发症症状相似的疾病的文献。为了从浩瀚的古籍中医文献中系统地总结这些信息,我们根据中医古籍数字化丛书《中华医典》进行检索整理。《中华医典》收集了超过 1 000 种古籍中医文献,是目前收藏量最大、中国医学文献收集最有代表性的工具书[3-5]。

由于中风症状涉及身体的不同部位,病情可能发展得非常迅速,中医理论认为,本病的发生与风的特征很类似。因此,中国古代人将之被命名为中风,是指"突然起病如风袭一样"。

关于"中风"的记载最早可追溯到春秋战国时期的《黄帝内经》。然而,书中关于"中风"症状的记载更像是指外邪侵袭而非脑血管意外;而且,在历史上,"中风"并不总是指中风(脑卒中)此病,相反,有一些其他术语可能并不包含"风"字,但是实际上却就是指中风。

从春秋战国时期到清朝(1911 年前),在不同的书籍当中已经有超过 30 个术语来用于描述中风,包括偏枯、偏风、瘫缓、瘫痪、左瘫、右瘫、猥腿风、大厥、煎厥、薄厥、仆击、卒中、中风、肺风、心风、肝风、脾风、肾风、肺中风、心中风、肝中风、脾中风、肾中风、脑风、目风、首风、内风、痱风、风气、瘖痱、暴瘖、风懿、风痹、微风、漏风、劳风[6]。因此,要从中医经典文献中确定中风的治疗方法,需要阐明描述中使用的术语。

一、检索词

在《中华医典》中检索,首先必须通过系统的筛选过程来确定检索词,考虑到中风后肩关节并发症在过去并没有被特别提及,决定从中风和中风后功能障碍的角度来检索古籍文献。

我们通过查阅中风相关的 5 本中医专著、临床指南[7-11]、20 篇期刊文章或论文来确定潜在的检索词[12-31],共提取出 61 个术语在《中华医典》中进行试检索,通过与临床专家讨论,最终选择了和中风最相关的 12 个检索词,分别是:中风、中经、中脏、薄厥、猝中、卒中、风痱、偏风、偏枯、瘫痪、半身不遂、半身不随。

二、检索、条文编码及数据分析

每个检索词作为检索字段在《中华医典》进行检索,并下载检索结果到 Excel 数据表,通过整合每个检索词命中的条文数目,计算总的检索结果(图 3-1)。

不同检索词命中的重复条文将被删除,然后根据 May 等[3]描述的方法,对条文的类型、数目及朝代进行编码。

条文,是指一个或多个检索确定的与疾病相关的独立段落的描述。通过对所有相关条文进行评价,以确定中风后运动功能障碍症状及其病因、病机的最佳描述。

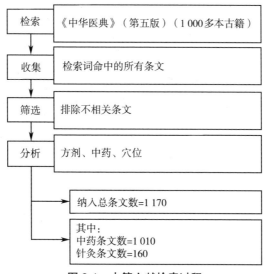

图 3-1　古籍文献检索过程

我们将根据以下特点排除不相关的条文：

- 与中风无关；

- 儿科疾病；

- 与中风相关但不涉及运动功能障碍；

- 与中风后运动功能障碍相关但症状仅限于下肢；

- 没有描述疗方法。

纳入的条文将考虑是"可能是中风后肩关节并发症"的条文,这些条文同时含有中医治疗的描述(中药、针灸相关疗法或其他中医疗法)。纳入的条文将根据不同的中医治疗措施分组以完成进一步的分析。当条文涉及多种治疗时,每种疗法作为独立的条文计算相应的方剂、草药或针灸穴位。本草类的条文被选择性地纳入。某些本草类条文不考虑纳入我们对于中药疗法的分析:1)仅提及病名,但并没有对该疾病的详细描述;2)不包含有关如何使用其本草的描述。本草类条文如果描述了疾病的信息,无论是有关单味中药,还是与其他中药合用,都被纳入。

此外,我们通过进一步的筛选过程来确定与中风后肩关节并发症特别相关的条文。提到肩或手臂疼痛或者功能障碍的条文将认为是"很有可能是中风后肩关节并发症"的条文。通过相同的方法对这些引文进行分析,描述的例子如下：肩膊麻痛、臂痛连及筋骨、肩臂痛、臂疼痛、臂无力、手不能及头。

最后，确定的方剂、中药和针灸穴位的使用频率将根据以下两个水平呈现："可能是中风后肩关节并发症"的条文，"很有可能是中风后肩关节并发症"的条文。

三、检索结果

检索 12 个检索词共命中 27 460 条条文，这些检索词中"中风"命中的条文最多(19 150 条,69.7%)，其他检索词命中的条文数不及总条文的 6%(表 3-1)。

表 3-1　检索词命中条文频次表

检索词	命中条文数
中风	19 150(69.7%)
瘫痪	1 532(5.6%)
偏枯	1 521(5.5%)
半身不遂	1 380(5.0%)
卒中	1 261(4.6%)
偏风	907(3.3%)
中脏	611(2.2%)
中经	435(1.6%)
薄厥	208(0.8%)
猝中	206(0.8%)
风痱	204(0.7%)
半身不随	45(0.2%)
共计	27 460(100%)

纳入条文的分析

经过删除重复条文和排除非纳入标准条文后，共有 1 170 条判断为"可能是中风后肩关节并发症"的条文。其中关于中药(包括方剂)治疗的条文有 1 010 条，描述针灸相关疗法的条文 160 条，其中 48 条为临床病例报告。

在纳入的条文中,有 21 条因其详细描述了肩或上肢的症状而进一步判断为"很可能是中风后肩关节并发症"的条文。其中关于中药(包括方剂)治疗的条文有 10 条,描述针灸相关疗法的条文有 11 条。

古籍对中风及病因病机的描述

除中药治疗或针灸相关疗法的条文外,我们检索后发现约 1 000 篇文献描述了中风的定义或病因,但不包含治疗。

在古代,通过症状来定义中风,例子如下:

《医经溯洄集·中风辨》:"人有卒暴僵仆,或偏枯,或四肢不举,或不知人,或死,或不死者,世以中风呼之。"

《医碥·中风》:"中风,其证卒然仆倒,昏迷不醒,痰涎壅塞,咽喉作声。或口眼㖞斜,四肢瘫痪,或半身不遂,或口噤舌强,喑不能言。"

《医学纲目》:"中风,世俗之称也,其证卒然仆倒,口眼㖞斜,半身不遂,或舌强不言,唇吻不收是也。然名各有不同,其卒然仆倒者,经称为击仆,世又称为卒中,乃初中风时如此也。其口眼㖞斜,半身不遂者,经称为偏枯,世又称为左瘫右痪。"

除了定义的描述,一些条文讨论了中风病因,其病因可分为外邪、素体肥胖、内在因素,内在因素包括内热、内虚、痰饮。

1. 气虚外邪

《灵枢·刺节真邪》:"虚邪偏客于身半,其入深,内居营卫,荣卫稍衰,则真气去,邪气独留,发为偏枯。"

2. 素体肥胖

《素问·通评虚实论》:"凡治消瘅仆击,偏枯痿厥,气满发逆,甘肥贵人,则高粱之疾也。"

3. 内在因素

内热

《素问玄机原病式》:"由于将息失宜而心火暴甚,肾水虚衰不能制之,则阴虚阳实,而热气怫郁,心神昏冒,筋骨不用,而卒倒无所知也。"

内虚

《景岳全书·非风》:"非风一症,即时人所谓中风症也。此症多见卒倒,卒倒多由昏愦,本皆内伤积损颓败而然,原非外感风寒所致。"

《医学发明·中风有三》:"中风者,非外来风邪,乃本气自病也。凡人年逾四旬气衰之际,或因忧喜忿怒伤其气者,多有此证,壮岁之时无有也。若肥盛者则间有之,亦是形盛气衰故如此耳。"

内痰

《丹溪心法·论中风》:"东南之人,有风病者,非风也,皆湿土生痰,痰生热,热生风也。"

《丹溪心法·论中风》:"身不遂,大率多痰。在左属死血少血,宜四物汤加桃仁,红花,竹沥,姜汁。在右属痰与气虚,宜二陈汤合四君子汤加竹沥,姜汁。能食者,去竹沥,加荆沥尤妙。肥人多湿,少加附子行经。"

内风

《临证指南·中风》:"精血衰耗,水不涵木,木少滋荣,故肝阳偏亢,内风时起。"

《临证指南医案·中风》:"华岫云按:今叶氏发明内风,乃身中阳气之变动。肝为风脏,因精血衰耗,水不涵木,木少滋荣,故肝阳偏亢,内风时起,治以滋夜息风,濡养荣络,补阴潜阳。"

(一)中药疗法

在235本书籍中发现共有1 010条"可能是中风后肩关节并发症"的条文介绍了中药疗法,最常见的书籍有:《普济方》(n=99),《圣济总录》(n=91),《太平圣惠方》(n=74),《济阳纲目》(n=41),《奇效良方》(n=28),《古今医统大全》(n=20),《外台秘要》(n=20),《太平惠民和剂局方》(n=16),《备急千金要方》(n=15),《医学纲目》(n=14)。

治疗相关条文的朝代分布情况

大部分中药治疗的条文来自明朝(1369—1644年)到清朝(1645—1911年),将近2/3(64.5%)来自清朝。有2条条文的书籍具体的出版年份不明确,有2条条文出自日本出版的中药书籍(1780年)。

最早的治疗条文出自《华佗神方》(汉代),有3条治疗条文来自同一章节,这三种治疗方法均由检索词"中风"检索而来。最新的条文出自《中风斠诠》(1917 年),所用检索词为中风、半身不遂和偏风。

表 3-2　中药治疗条文的朝代分布

朝代	条文数量
唐朝之前(618 年前)	4
唐朝到五代(618—960 年)	45
宋朝和金朝(961—1271 年)	246
元朝(1272—1368 年)	38
明朝(1369—1644 年)	396
清朝(1645—1911 年)	255
民国(1912—1949 年)	22
其他	2(不明),2(日本)[*]
共计	1 010

注:[*]在日本出版的中医书籍。

对所有纳入条文中描述的中药治疗进行了频率分析。如果在条文中没有明确中药组成成分,则检索条文出自的书籍,以查明书中列出具体组成的相同方剂的其他实例。如果确定,这些组成就可以用于分析。

常用方剂和中药

我们对应用了方剂治疗的条文进行筛选并分类,条文中如果提到了众多检索词中的任意一个,并且不符合排除标准的,将认为是"可能是中风后肩关节并发症";如果一些条文提及肩部或上肢疼痛或功能障碍等症状,将认为是"很可能是中风后肩关节并发症"。

"可能是中风后肩关节并发症"条文的高频方剂

在收录的 1 010 条中药条文中,有 111 条方剂是未命名的中药组合,共有474 条已命名的方剂被确认,其中 158 条方剂在多个条文中被描述。最常用的方剂如表 3-3 所示。这些方剂在历史上有很多不同版本,表中列出的是最早介绍该方药的条文的中药组成。

表 3-3 "可能是中风后肩关节并发症"条文中的高频方剂

方剂	中药组成	提及此方剂的条文数
大秦艽汤	秦艽、甘草、川芎、当归、白芍、细辛、羌活、防风、黄芩、石膏、白芷、白术、熟地黄、茯苓、独活(《素问病机气宜保命集》1108 年)	25
四物汤加减	当归、川芎、白芍、熟地黄、桃仁、红花、竹沥、生姜(《仁术便览》1585 年)	22
小续命汤	麻黄、肉桂、甘草、人参、白芍、川芎、黄芩、防风、当归、石膏、白术、生姜、附子、杏仁、海藻、猪肉(《仁斋直指方论》1264 年)	16
续命汤	麻黄、桂枝、人参、当归、川芎、石膏、杏仁、生姜、甘草(《金匮要略》205 年)	10
六君子汤加减	人参、白术、茯苓、甘草、陈皮、半夏等(《赤水玄珠》1584 年)	9
三黄汤	麻黄、黄芪、黄芩、独活、细辛(《圣济总录》1117 年)	8
乌药顺气散	乌药、陈皮、麻黄、僵蚕、川芎、枳实、甘草、桔梗、白芷、生姜、大枣(《奇效良方》1470 年)	8
地黄饮子	生地黄、熟地黄、石菖蒲、巴戟天、附子、肉桂、石斛、茯苓、远志、麦门冬、五味子、薄荷、山茱萸(《成方切用》1761 年)	8
天麻丸	1. 天麻、地榆、没药、玄参、附子、麝香、蜂蜜、酒 2. 天麻、玄参、防风、地榆、薄荷、附子、牛膝、皂荚、牛黄、龙脑、酒、蜂蜜、浮萍(《圣济总录》1117 年)	8
资寿解语汤	羚羊角、石菖蒲、防风、天麻、羌活、甘草、肉桂、附子、酸枣仁、半夏、杏仁、枳实(《医方集宜》1644 年)	8

注：纳入的条文中方剂的组成参考最早记载该方剂的书籍。

这些方剂都是内服的,目前的教科书和临床实践指南(见第二章)都没有推荐它们,造成的原因可能是:首先,人们对中风病因的理解不同,最初认为中风的病因是外风侵袭,后来认为肾虚和痰瘀也是重要病因;其次,纳入条文的分析主要是总体治疗中风的效果,这些方剂并不特别注重于运动功能障碍这一方面。

然而,虽然这些方剂与主要的教科书和临床实践指南推荐的方剂不一致,但是它们可能在使用的主要药物上有相似,因此,寻找实际的中药组成更有意义。

"可能是中风后肩关节并发症"的条文中的高频中药

在纳入的 1 010 条描述中药治疗的条文中,包含了 415 中不同的中药。值得注意的是,酒是最为常用的一种成分,用于炮制中药。同时,酒具有温煦和疏通经络的功能,有利于中风后功能障碍恢复。

常用的中药的见表 3-4,最常用的中药是当归,有 416 条条文提及。当归是一种常用的活血化瘀药,防风也是常用的中药之一。人们认为中风是由于外风突然侵袭所致,而防风可以祛风。第三种常用的中药是甘草,因为甘草在常用于调和诸药。

值得注意的是,在这 20 种中药中,有些中药具有养血、化瘀的功能,如:当归、川芎、地黄和牛膝;有些中药能益气、健脾、温阳,如:附子、乌头、肉桂、人参、白术、茯苓、白茯苓、黄芪、生姜;有些中药能祛风,如:防风、羌活、麻黄、细辛、秦艽;有些中药能疏通经络,如:天麻。

表 3-4　"可能是中风后肩关节并发症"条文的高频中药

中药	学名	条文数
当归	*Angelica sinensis* (Oliv.) Diels	416
防风	*Saposhnikovia divaricata* (Turcz.) Schischk.	407
甘草	*Glycyrrhiza uralensis* Fisch./*Glycyrrhiza inflata* Bat./ *Glycyrrhiza glabra* L	387
生姜,姜	*Zingiber officinale* (Willd.) Rosc. (fresh or dried rhizome)	371
川芎	*Ligusticum chuanxiong* Hort.	361
附子	*Aconitum carmichaeli* Debx.	333
肉桂 / 肉桂枝 / 官桂	*Cinnamomum cassia* Presl	291
人参	*Panax ginsng* C. A. Mey.	280
麻黄	Ephedrae Herba	272
地黄(熟地黄 / 生地黄 / 地黄)	*Rehmannia glutinosa* Libosch.	248(168/68/12)
白术	*Atractylodes macrocephala* Koidz.	240
羌活	*Notopterygium incisum* Ting ex H. T. Chang	233

29

续表

中药	学名	条文数
茯苓	*Poria cocos*（Schw.）Wolf	215
酒	Alcohol	214
独活	*Angelica pubescens* Maxim. f. *biserrata* Shan et Yuan	211
白芍	*Paeonia lactiflora* Pall.	202
天麻	*Gastrodia elata* Bl.	202
乌头/川乌/草乌	*Aconitum carmichaeli* Debx. *Aconitum kusnezoffii* Reichb.	161
细辛	*Asarum heterotropoides* Fr. Schmidt var. *mandshuricum*（Maxim）Kitag. *Asarum sieboldii* Miq. var. *seoulense* Nakai *Asarum sieboldii* Miq.	149
牛膝	*Cyathula officinalis* Kuan	145

需要注意的是在某些国家,附子、乌头、细辛因其毒性成分而被限制使用,目前中风后运动功能障碍治疗的临床指南也不推荐。

"很可能是中风后肩关节并发症"的条文中的高频方剂

"很可能是中风后肩关节并发症"的条文被定义为着重于治疗中风后运动功能障碍,尤其是肩部和上肢功能障碍的的文献,总共有 10 篇文献纳入。这些条文来自 9 本书:《圣济总录》($n=2$),《万病回春》($n=1$),《千金翼方》($n=1$),《太平惠民和剂局方》($n=1$),《太医院密藏膏丹丸散方剂》($n=1$),《奇效良方》($n=1$),《寿世保元》($n=1$),《校注妇人良方》($n=1$),《证治准绳》($n=1$)。

9 首方剂来自这些条文,十味锉散是唯一出现 2 次的方剂,分别是明代的《奇效良方》和《证治准绳》。在这 2 条条文中,十味锉散用于治疗中风血弱,臂痛连及筋骨,举动艰难。然而,由于这些方剂未被反复验证,其治疗中风后肩关节并发症的功效仍然是不确定的。

"很可能是中风后肩关节并发症"的条文中的高频中药

通过分析 9 首方剂的药物组成,共统计出 65 种药物,其中 14 种药物在至少两个条文中应用。

表 3-5　"很可能是中风后肩关节并发症"条文的高频中药

中药	学名	条文数
川芎	*Ligusticum chuanxiong* Hort.	4
地黄（熟地黄 / 地黄）	*Rehmannia glutinosa* Libosch.	4（2/2）
附子	*Aconitum carmichaeli* Debx.	3
生姜 / 姜	*Zingiber officinale*（Willd.）Rosc.（fresh or dried rhizome）	3
防风	*Saposhnikovia divaricata*（Turcz.）Schischk.	3
白芍	*Paeonia lactiflora* Pall.	3
石斛	*Dendrobium nobile* Lindl *Dendrobium chysotoxum* Lindl *Dendrobium fimbriatum* Hook	2
牛膝	*Cyathula officinalis* Kuan	2
肉桂 / 肉桂枝 / 官桂	*Cinnamomum cassia* Presl	2
甘草	*Glycyrrhiza uralensis* Fisch./*Glycyrrhiza inflata* Bat./*Glycyrrhiza glabra* L.	2
乌头 / 川乌 / 草乌	*Aconitum carmichaeli* Debx./*Aconitum kusnezoffii* Reichb.	2
当归	*Angelica sinensis*（Oliv.）Diels	2
麻黄	*Ephedra sinica* Stapf./*Ephedra equisetina* Bge./*Ephedra intermedia* Schrenk et C. A. Mey.	2
酒	Alcohol	2

值得注意的是,除了石斛,其他 13 种药物同样是"可能是中风后肩关节并发症"条文中最常的使用药物。

代表条文

在《中华医典》的搜索中没有发现任何详细描述中风后肩关节并发症的病例,这表明在过去没有专门针对中风后肩关节并发症治疗的文献,《奇效良方》有关十味锉散的条文较接近于中风后肩 - 手综合征的描述。

令人关注的是,朱丹溪在《丹溪心法·中风》中提出的理论阐释了"中风在左属死血瘀(一作少)血,在右属痰与热,兼气虚,左以四物汤加桃仁、红花、竹沥、姜汁,右以二陈汤,四君子汤等加竹沥、姜汁"。因此不同侧偏瘫的治疗是不同的,明代大量书籍采用了这种方法。

中药疗法讨论

总的来说,共有 1 010 条的条文描述中草药治疗中风后功能障碍(可能包括肩关节并发症),这其中有 10 篇文献明确说明其治疗针对肩部和上肢的症状。因此,这些条文被认为是中草药治疗中风后肩关节并发症最具代表性的条文。

我们在纳入的 1 010 条条文中总共辨别出 474 首有名称的方剂,以及 415 种中药。其中有 158 首方剂被多次引用。而大秦艽汤、四物汤加减、小续命汤、续命汤这 4 首方剂被引用了 10 次以上。而使用次数较多的是具有养血祛瘀、益气、补益脾肾、祛风化瘀通络功效的中药。

这些方剂的治法与目前正在应用的方剂是类似的,虽然这些方剂未被临床指南推荐。特别需要指出的是,补气养血、祛瘀通络的治法与补阳还五汤的治法是一致的,补阳还五汤是临床指南推荐的治疗中风后功能障碍的核心方。

10 条条文因明确提及了中风后肩部及上肢的运动功能障碍,而被进一步筛选出来。这些条文介绍了 9 首方剂。其中最常被提及的方剂是十味锉散。这些方剂治疗的症状与肩 - 手综合征相似。但是,由于最后纳入的方剂和药物的数量太少,其治疗中风后肩关节并发症的疗效并不确定。

另外,需要指出的是,古文中使用的某些药物在目前临床实际操作中已不再使用。比如:麝香来自国际濒危动物,在《濒危野生动植物种国际贸易公约》的保护下,其使用受到限制。而附子、乌头、细辛等有毒性的药物,在某些国家也是限制使用的。实际上,附子、乌头的毒性在古文献中就已被提及。《丹溪心法》中也提到,在方剂中加少量的附子和乌头对痰湿的患者效果更好,因为它们可以增加祛湿祛痰的效果,同时也提到了为了减弱附子和乌头的毒性,需要采取一些措施进行处理。

(二)针灸疗法

共有 160 条条文列举了针刺或灸法治疗"可能是中风后肩关节并发症",33 本书都有描述,最常见的书籍是:《普济方》(*n*=20),《古今医统大全》(*n*=15),《类经图翼》(*n*=11),《针灸大成》(*n*=10),《太平圣惠方》(*n*=9),《针灸集成》(*n*=9),《针灸聚英》(*n*=8),《圣济总录》(*n*=7),《勉学堂针灸集成》

(*n*=6),《针方六集》(*n*=6)。

治疗相关条文的朝代分布情况

与中药条文相似,这些条文中的大部分源于明代(1369—1644 年)和清代(1645—1911 年)。最早治疗条文来自《黄帝明堂灸经》(唐代),最新的条文来自《金针秘传》(1937 年)。有 5 条条文的书籍的出版年份不明确,其中 1 条条文来源于清代出版的日本针灸教材。

表 3-6　针灸治疗条文的朝代分布

朝代	条文数量
唐之前(618 年)	0
唐到五代(618—960 年)	6
宋金时期(961—1271 年)	24
元代(1272—1368 年)	8
明代(1369—1644 年)	79
清代(1645—1911 年)	35
民国(1912—1949)	2
其他	5(出版年未知),1(日本)
总计	160

常用的针灸疗法

在这 160 条针灸治疗条文中,有 110 条介绍了穴位功能并指出特定的穴位可用于治疗某些临床疾病或症状,有 2 条条文还记录了临床病例报告。这些文献中描述的针灸穴位均纳入了频数分析。

"可能是中风后肩关节并发症"条文中的针灸疗法

在所有针灸条文中共应用了 96 个穴位,使用最多的 20 个穴位见表 3-7。

根据穴位的位置和功能,分组如下:

上肢:曲池、肩髃、手三里、列缺、合谷、肩井。

下肢:风市、环跳、阳陵泉、昆仑、足三里、委中、悬钟、照海、阳辅、丘墟。

面部:承浆、上关、地仓、听会、颊车。

醒神开窍:百会、心俞。

祛风:风府、风池。

表3-7　针灸治疗条文中常用的针灸穴位

穴位	条文数
曲池	41
肩髃	32
百会	23
手三里	22
风市	20
环跳	19
列缺	18
悬钟	17
合谷	15
阳陵泉	15
昆仑	12
承浆	11
肩井	10
足三里	10
委中	7
上关	7
地仓	6
照海	6
风府	5
丘墟	5
颊车	5
心俞	5
听会	5
风池	5
阳辅	5

　　这些穴位不只局限于治疗中风后肩关节并发症,实际上它们也是治疗中风的一般针灸穴位。这些穴位大多同时用于针和灸,例如:"上廉,针五分,灸

五壮;手三里,针二分,灸三壮。"

在《金针秘传》中,有一个病例报告提供了关于与中风相似的症状的详细描述:轻微的手或脚麻木常常被人所忽视,然而如果没有经过适当的治疗,可能会发展为严重的中风。此描述在某种程度上类似于短暂性脑缺血发作或是"小中风",这是具有警示作用的中风的先兆症状,详情见下文:

《金针秘传·手麻》:"凡手足微麻,人都不在意,而不知风症之初多有此类现状。如不即早图之,引起他症以至不救者甚多,如脑充血、脑裂、心脏病等。在中医医理上追本穷源,皆中风一症之分门别类也。"

"很可能是中风后肩关节并发症"的针灸疗法

通过"肩或上肢特定症状"的标准,纳入的针灸条文缩减到 11 条,来自 9 本书籍:《扁鹊神应针灸玉龙经》(*n*=2),《类经图翼》(*n*=2),《普济方》(*n*=1),《太平圣惠方》(*n*=1),《卫生宝鉴》(*n*=1),《古今医统大全》(*n*=1),《针灸问答》(*n*=1),《灸法秘传》(*n*=1),《针方六集》(*n*=1)。

在这 11 条条文中共应用了 10 个穴位,只有 3 个穴位在多条条文中被提及,其他仅 1 条条文报道的穴位是:尺泽,手三里,合谷,列缺,腕骨,后溪,百会。

表 3-8 "很可能是中风后肩关节并发症"条文中的针灸穴位

针灸穴位	条文数
肩髃	6
肩井	2
曲池	2

有 54.5% 的条文(*n*=6)提及了肩髃穴,表明此穴位可以用于治疗中风后肩关节并发症,例如,可以艾灸肩髃穴来治疗或预防中风后肩关节并发症:

《普济方·针灸·肩痹痛》:"两肩头冷痛,尤不可忽,予屡见将中风人臂骨脱臼,不与肩相连接,多有治不愈者,要之,才觉肩上冷疼,必先灸肩髃等穴,毋使至于此极可也。"

也可以通过针刺和艾灸肩髃穴来治疗中风后肩痛和功能障碍:

《类经图翼·卷六·手阳明大肠经穴》:"肩髃(一名中肩井,一名偏肩)在膊骨头肩端上,两骨罅陷中,举臂取之有空。手太阳阳明阳跷之会。一曰足少阳阳跷之会。刺六分,留六呼,灸三壮至七七壮,以瘥为度。主治中风偏风半身不遂,肩臂筋骨酸痛不能上头。"

针灸疗法讨论

我们在《中华医典》的检索结果中发现,针灸治疗中风可以追溯到唐代,并一直沿用到现在的临床实践当中。检索发现,可能是中风后肩关节半脱位的针灸治疗最早记录见于宋代医籍《太平圣惠方》。

共有160条可能是针灸治疗中风后运动功能障碍的条文。当我们将纳入标准限制为"肩部或上肢特异性症状"时,符合条件的条文则只有11条。

在所有纳入的条文中,共有96个穴位可能用于治疗中风。目前的临床实践中,治疗中风后运动功能障碍的针灸取穴的原则首先是明确病位,再辅以中医辨证选穴。若症状只集中在肩部和上肢,最有效的三个穴位限定在肩部和上肢,分别是肩髃、肩井及曲池。多数穴位都可针、灸并用。需要强调的是肩髃是治疗和预防中风后肩关节并发症最关键的穴位。

四、古籍研究小结

在中国医学史上,中风主要依据它的症状定义。不同的术语被用于描述中风的不同阶段或并发症。急性期伴意识丧失可以称为仆击、大厥、薄厥;偏瘫可称为半身不遂、偏枯、偏风、风痱;失语可称为喑痱;等等。然而,没有明确的古代中医疾病名称与中风后肩关节并发症相对应。因此,我们在筛选所有有关中风文献时也选取了描述肩或上肢症状的文献。

中风指"突然风袭",此概念中的"风"最初指的是外邪,后来则发展为内在因素。在《黄帝内经》中,导致中风的原因是气虚合并外邪侵袭。《黄帝内经》认为素体肥胖是导致偏枯的潜在危险因素。汉代张仲景将中风分为中经、中络、中脏、中腑。晋代和元代是中风病因发展史上的里程碑,在此期间,中风被认为是内因所致而非外邪侵袭。朱丹溪指出中风是由于多种内因所致,包括气血不足、痰郁、血瘀、内热。认为中风左侧偏瘫属死血瘀(一作少)血,在右属痰与热,兼气虚。在宋代,人们开始转变观念,强调脏腑虚衰、气虚、血虚是中风的内在根本因素。到了明代,人们认为肝阳上亢是导致中风的主要病因。在民国时期,随着西方医学传入,张锡纯分别描述了两种中风类型(缺血性中风,出血性中风),并分别命名为脑贫血,脑充血。

关于中药治疗中风,回顾经典医学著作,我们发现其记载的方剂与当今临床实践不完全一致。这可能是由以下原因造成:①某些方剂常用于中风的急性期,但是,在当前临床实践中,中药治疗在此阶段并没有发挥到重要作用;②方剂名随使用过程中药物加减的变化而发生改变,例如:在经典文献中,经常用四物汤加减治疗中风,而在清代,由四物汤加减所得的补阳还五汤成为常用方剂。因此,虽然四物汤加减在文献中能找到,但其使用频率却不高;③在当前的临床实践中,由于独活寄生汤和黄芪桂枝五物汤能缓解疼痛,所以常用于治疗中风后肩关节并发症。由于它们在经典文献中并没有治疗中风的记载,所以我们没能在古代文献中检索到。

古代常用的治疗中风的中药与现代所用的相似,这些中药的功效包括养血、活血、补气、补脾、补肾、化痰、祛风和通络。虽然一些方剂经常使用某些有毒药物,如乌头、附子,但是中药炮制通常已经减少或消除了药物毒性。

在中国古代,针灸已经用于治疗中风后运动功能障碍。肩髃、肩井、曲池是最常用于治疗"很可能是中风后肩关节并发症"的穴位,且肩髃被认为是最关键的穴位。

另外,我们在检索到的条文中没有发现用于治疗中风后肩关节并发症的推拿或其他中医疗法,除了艾灸肩髃,预防中风后肩关节并发症的常规措施如良肢位摆放或捆扎技术在《中华医典》中也没有记录。

参 考 文 献

［1］ MA K W. Acupuncture: its place in the history of Chinese medicine [J]. Acupunct Med, 2000, 18 (2): 88-99.

［2］ WHITE A, ERNST E. A brief history of acupuncture [J]. Rheumatology (Oxford), 2004, 43 (5): 662-663.

［3］ MAY B H, LU Y, LU C, et al. Systematic assessment of the representativeness of published collections of the traditional literature on Chinese medicine [J]. J Altern Complement Med, 2013, 19 (5): 403-409.

［4］ MAY B H, LU C, XUE C C. Collections of traditional Chinese medical literature as resources for systematic searches [J]. J Altern Complement Med, 2012, 18 (12): 1101-1107.

［5］ Jia Hong Science and Technology Development Co. Ltd. Zhong Hua Yi Dian 中华医典 (ZHYD)"Encyclopaedia of Traditional Chinese Medicine" [M]. 5th ed. Changsha: Hunan Electronic and Audio-Visual Publishing House, 2014.

［6］ 吴朋驰 . 黄芪桂枝五物汤治疗中风的现代文献研究 [D]. 北京 : 北京中医药大学 , 2005.

［7］ 周仲英 . 中医内科学 [M]. 北京 : 中国中医药出版社 , 2007.

［8］ 张伯礼 . 中医内科学 [M]. 北京 : 人民卫生出版社 , 2012.

［9］ 田德禄 , 蔡淦 . 中医内科学 [M]. 上海 : 上海科学技术出版社 , 2013.

［10］ 王永炎 , 谢雁鸣 . 实用中风病康复学 [M]. 北京 : 人民卫生出版社 , 2010.

［11］ 中国中医科学院 . 中医循证临床实践指南 : 中医内科分册 [M]. 北京 : 中国中医药出版社 , 2011.

［12］ 高驰 , 朱建平 . 中风病名源流考 [J]. 中华中医药杂志 , 2014, 29 (5): 1298-1303.

［13］ 郜峦 , 王键 . 中风病病因病机的源流及发展 [J]. 中国中医急症 , 2009, (8): 1279-1281.

［14］ 龚彪 , 邹敏 , 罗华丽 . 从中风的诊断探讨中医的病名诊断 [J]. 陕西中医学院学报 , 2006, 29 (2): 11-12.

［15］ 黄伟贞 . 西医脑出血与中医中风病病名诊断的对比研究 [J]. 现代中西医结合杂志 , 2014, 23 (7): 690-692.

［16］ 金栋 ."卒中"病名考 [J]. 世界中西医结合杂志 , 2009, 4, (3): 156-158.

［17］ 金栋 . 古病名"痱病"探源 [J]. 世界中西医结合杂志 , 2009, (5): 310-311.

［18］ 李红香 . 基于中医文献的中风病研究 [D]. 南京 : 南京中医药大学 , 2011.

［19］ 李红香 , 戴慎 . 中风病名探源 [J]. 辽宁中医药大学学报 , 2011, 13 (4): 158-159.

［20］ 李长君 . 针灸治疗中风病的文献研究 [D]. 哈尔滨 : 黑龙江中医药大学 , 2007.

［21］ 梁天坚 . 叶天士痱中病名及证治简析 [J]. 江苏中医药 , 2015, 47 (8): 7-8.

［22］ 刘伍立 , 欧阳建军 , 黄博辉 . 中医文献对中风病的阐述与述评 [J]. 针灸临床杂志 , 2006, 22 (10): 5-8.

［23］ 王春虎 , 张运克 . 中风病名新解 [J]. 中医临床研究 , 2014, 6 (31): 47-48.

［24］ 王建华 . 真中风类中风源流概述 [J]. 河北中医 , 1997, 19 (4): 45-47.

［25］ 温春胜 . 中风病中西医病名诊断的对比研究 [D]. 南宁 : 广西医科大学 , 2013.

［26］ 徐木林 . 中风之古与今 [J]. 辽宁中医杂志 , 1996, 23 (6): 253-254.

［27］ 许玉皎 . 中风病名分析及现代中风病诊断 [J]. 中医导报 , 2011, 17 (5): 6-8.

［28］ 杨海涛 , 张冬梅 , 谢天 . 中风病名溯源 [J]. 中国社区医师 , 2014, (6): 10-11.

［29］ 张碧生 . 中风源流考辩及其辨证论治规律 [D]. 济南 : 山东中医药大学 , 2012.

［30］ 赵永辰 ."中风"病名探源及病机沿革 [J]. 中华中医药杂志 , 2008, 23 (4): 290-292.

［31］ 赵正孝 . 中医中风病的诊治思想及源流研究 [D]. 长沙 : 湖南中医学院 , 2003.

第四章　临床研究证据评价方法

导语:本章主要介绍检索和评价中医药疗法治疗中风后肩关节并发症临床研究的方法。通过系统的检索及纳入标准确定和筛选文献,采用Cochrane系统评价的方法对文献进行质量评价,最后对纳入研究的结果进行汇总并评价不同中医疗法的效果。

中医治疗中风后运动功能障碍在现代研究文献及中医的古籍中都有记载。目前,已经有一些系统评价评估了中医药治疗中风后肩部并发症的疗效,主要包括与针灸相关的系统评价5篇(见第七章)和2篇推拿疗法的系统评价(见第八章)。

本章介绍了评估临床研究的方法,主要采用Cochrane系统评价的研究方法进行评价[1]。

专业的研究小组负责检索和评价临床研究文献,并对随机对照试验、非随机对照试验和无对照研究的细节进行评价。非随机对照试验的评价方法与随机对照试验相同,无对照研究的证据较难评价,因此仅描述研究的基本特征、干预措施的细节及不良事件的情况。纳入研究的参考文献编号采用字母结合数字的方式。中药的研究用"H"表示,如H1;针灸及相关疗法的研究用"A"表示,如A1;其他中医疗法用"O"表示,如O1;中医综合疗法用"C"表示,如C1。

一、检索策略

采用Cochrane系统评价方法系统地检索中英文数据库,英文数据库包括 PubMed、Embase、Cumulative Index of Nursing and Allied Health Literature

（CINAHL）、Cochrane Central Register of Controlled Trials（CENTRAL）和 Allied and Complementary Medicine Database（AMED）；中文数据库包括中国生物医学文献数据库（CBM）、中国期刊全文数据库（CNKI）、中文科技期刊数据库（VIP）和万方数据知识平台（Wanfang Data）。数据库的检索从收录开始时间到2015年5月，不作任何条件限制。采用检索词对应的主题词和关键词进行检索。

为了进行全面的检索，检索的研究类型包括系统评价、临床对照试验和无对照试验，并分别在每个研究类型里检索中药、针灸及相关疗法和其他中医疗法的研究，共有9个数据库：

1. 中药治疗的综述；

2. 中药治疗的随机对照或非随机对照临床试验；

3. 中药治疗的无对照研究；

4. 针灸及相关疗法的综述；

5. 针灸及相关疗法的随机对照或非随机对照临床试验；

6. 针灸及相关疗法的无对照研究；

7. 其他中医疗法的综述；

8. 其他中医疗法的随机对照或非随机对照临床试验；

9. 其他中医疗法的无对照研究。

中医综合疗法通过以上检索筛选后最终确定。除了检索数据库，也查找系统评价的文献和纳入的研究来确定其他的文献。通过查找注册的临床试验来确定正在进行或已经完成的临床试验，必要时联系试验组织者获取相关数据。已检索的试验注册中心有：

1. 澳大利亚新西兰临床试验注册中心（ANZCTR）；

2. 中国临床试验注册中心（ChiCTR）；

3. 欧盟临床试验注册中心（EU-CTR）；

4. 美国临床试验注册网站（ClinicalTrials.gov）。

二、纳入标准

● 研究的人群为中风后肩关节并发症的患者（无论脑梗死或脑出血），包括肩痛、肩关节半脱位和肩 - 手综合征；中风的诊断通过 CT 或 MRI 确定。

- 干预措施为中药、针灸及相关疗法、单用或几种中医干预措施联用及联合西医药物疗法或康复训练。对于中西医结合疗法的研究，要求治疗组和对照组采用相同西药或康复训练。
- 对照组为安慰剂、空白、国际临床实践指南推荐的药物治疗或康复训练[2-5]。
- 研究至少报告一个预设的结局指标。

表 4-1　中医药干预类型及具体措施

干预类型	具体干预措施
中草药	口服中药、中药药浴、热敷、中药外敷
针灸及相关疗法	针灸、电针、头针、穴位按摩、浮针、艾灸
其他中医疗法	推拿、拔罐
中医综合疗法	两种或两种以上不同类别的中医疗法联合使用，如中药联合针灸干预或中药联合推拿治疗

三、排除标准

- 其他疾病导致的肩关节并发症的研究，如多发性硬化、脑外伤、脊髓损伤等。
- 中医疗法在研究中只作为对照。
- 重复的研究报告相同的结果，排除较晚发表者。

四、结局指标

结局指标的纳入通过咨询本专著的临床指导专家组确定，主要包括如下在中风后肩关节并发症研究中常用的指标。

Fugl-Meyer 运动功能评分（FMA 评分）

Fugl-Meyer 运动功能评分是一种用于评估中风后偏瘫患者的运动、平衡、感觉、关节功能的特异性损伤指标[6,7]。其评定的内容包括五个方面：运动功能（上肢和下肢）、感觉、平衡（站立和坐位）、关节活动度和关节疼痛[8]。Fugl-Meyer 量表的每个评分项目用 3 个等级来评定基本功能：分别计 0 分（不能完成）、1 分（部分完成）和 2 分（充分完成）。总的得分为 226 分，分为以下几个方面：运动功能 100 分（上肢 66 分、下肢 34 分）、感觉功能为 24 分（轻触觉和位置觉）、平衡功能为 14 分（坐位 6 分、站立 8 分）、关节活动度和关节疼痛均为 44 分。

功能损伤的严重程度根据 FMA 评分进行分级[9,10]。Fugl-Meyer 评估法被国际普遍接受和广泛应用，是对已知和观察阶段的运动功能的恢复的评估[7]，FMA 量表已经作为衡量其他量表有效性的金标准。针对中风后肩关节并发症，FMA 量表在评估上肢运动功能，特别是手腕稳定性和运动性方面也是可靠的。

日常生活活动能力 ADL 量表（Barthel 指数或改良 Barthel 指数）

Barthel 指数量表作为评估日常生活活动能力的量表自 1955 年应用至今，最初作为简单的独立性指标来量化评价神经肌肉或肌肉骨骼疾病患者照顾自身的能力[11]。

Barthel 指数易于评估自我照顾和日常生活能力，由日常生活的 10 个方面组成，通过直接观察进行评价。10 项中的 8 项与个人的护理照料有关，其余两项与运动能力有关。该指数总分 100 分，得分越高，功能独立程度越好[12]。

基于原版 Barthel 指数，改良 Barthel 指数（MBI）是由 Shah 和 Vanchay 改良，用于提高量表的灵敏度[13]。改良 Barthel 指数（MBI）使用 5 个等级分别评估日常生活中的 10 个评定项目，5 个等级为完全依赖、最大帮助、中等帮助、最小帮助、完全独立；10 个项目包括肛门控制（大便控制）、膀胱控制（小便控制）、个人卫生、如厕、进食、床 - 椅转移、平地行走、穿衣、上下楼梯、洗澡[13]。改良的 Barthel 指数评分具有更高的敏感度，较 BI 评分可信性增高，并且不会造成额外的困难或影响执行时间[13]。此外,另一个 MBI 版本也是改编自原来的 BI 量表,评定的 10 个项目相同但满分为 20 分(每个项目得分范围为 0 到 2 或 3)[14]。然而,由于缺乏独立性或依赖性阈值的一致性,并且使用几种不同的评分系统,使得各组或研究之间的比较更加困难[15]。

疼痛 VAS 评分

疼痛是中风后肩关节并发症的主要症状,视觉模拟量表(VAS 量表)是一个非常常用的测量疼痛程度的线性测量工具[16]。一般来说,VAS 量表是用来测量一些被认为是连续的数值范围或者是不易测量的属性或者态度,例如,患者感觉的疼痛范围是从无到极度的疼痛[17]。从患者的角度看,这个范围呈连续性变化,而不是像无、轻度、中度、重度这种离散分开。因此,VAS 量表被设计成连续性状态[17]。

VAS 量表是连续量表,由水平或是垂直的线构成,通常为一条 10cm(100mm)的长线,由两个描述符锚定,各自代表每个疼痛症状的极端(无痛和剧痛)[18,19]。

VAS 量表是由患者自己独立完成的。患者需要在一条垂直的线上画一记号,代表其疼痛程度[18,20,21],评估者可以在这条 10cm 的线上通过测量无痛的锚和患者所做记号的距离,计算患者的疼痛程度,分数从 0 到 10 分不等。

肩峰至肱骨头间距(AHI)值

AHI 值是一个有用而且可靠的肩关节间隙 X 线测量值,间隙>14 mm 提示肩关节脱位或下方半脱位(如关节积液)[22,23]。

肩关节活动范围

肩关节活动的正常范围被定义为以下不同的方向[24]:
- 外展:180°。
- 前屈:180°。
- 后伸:60°。
- 旋转:外旋 90°;内旋 90°。

在中风患者的肩关节运动中,肩关节的外旋可能是最受限的运动[25]。

有效率

有效率是以临床症状和体征的改善来定义。最常用的评估参考《脑卒中的康复评定和治疗》[26]和《偏瘫的现代评价与治疗》[27]。有效性有四个分级(临床治愈、显效、有效、无效)或三个分级(非常有效、有效、无效)。有效率计算为每组有效病例的百分比。因大部分研究均报道了以上国际公认的结局指标,并且有效率的结局指标主观性较强,所以仅进行描述,未进行合并效应值的分析。

表 4-2　纳入的主要结局指标

结果类别	结局指标	评分
运动功能	FMA 评分——运动功能	最高 100 分,越高越好
	FMA 评分——上肢运动功能	最高 66 分,越高越好
	FMA 评分——下肢运动功能	最高 34 分,越高越好
日常生活活动	Barthel 指数(BI)或改良 Barthel 指数(MBI)	最高 100 分,越高越好
疼痛	疼痛 VAS 评分	最高 100 分,越低越好
肩峰至肱骨头间距(AHI)	肩峰至肱骨头间距(AHI)	>14 mm
有效率	有效率	从 0 到 100%,越高越好

五、偏倚风险评估

我们采用 Cochrane 协作网的偏倚风险评估工具评价随机对照试验的偏倚风险。对于临床试验,可从选择性偏倚、实施偏倚、测量偏倚、减员偏倚和报告偏倚几个方面评价潜在的偏倚。评价的方面包括:①随机序列的产生;②分配方案的隐藏;③对受试者和研究人员实施盲法;④对结局评价者实施盲法;⑤不完全结局数据报告;⑥选择性结局报告。每个部分根据偏倚风险评估工具的评价标准做出"低风险""高风险""不清楚"的判断。其中,低风险代表存在偏倚的可能性很小;高风险则代表存在明显的偏倚,可严重削弱对研究结果的信心;不清楚表示根据研究提供的信息,不能判断是否存在潜在偏倚,结果可能令人怀疑。偏倚风险评估分别由两名研究人员独立评价,不一致处通过讨论或咨询第三方解决。

偏倚风险评估内容具体包括以下六个方面:

- 随机序列的产生:详细描述随机分配序列产生的方法,以便评估不同分配组之间是否具有可比性。低风险包括使用随机数字表、计算机统计软件产生随机数字等;高风险则指以奇数或偶数,甚至生日或入院日期等非随机序列进行分组。

- 分配方案的隐藏:详细描述隐藏随机分配方案的方法,确定干预措施的分配方法在纳入时或研究期间是否被预知。低风险包括中央随机化、密封信封等;高风险包括根据开放的随机序列或受试者出生日期进行分组等。

- 对受试者和研究人员实施盲法:描述所有对受试者和试验人员施盲的方法,此外,必须判断研究提供的盲法细节的有效性。若从细节中可确定对受试者和试验人员实施了盲法,则判断为低风险;若未设置盲法或盲法设置不当,则判为高风险。

- 对结局评价者实施盲法:描述所有对结局评价者施盲的方法,此外,必须判断研究提供的盲法细节的有效性。若从细节中可确定对结局评价者实施了盲法,则判断为低风险;若未设置盲法或盲法设置不当,则判为高风险。

- 不完全结局数据报告:描述每个主要结局指标结果数据的完整性,包括失访、排除分析的数据及相关的原因。若无缺失数据、缺失数据原因与真实结局不相关、组间缺失均衡或原因相似,则判为低风险;若为不明原因的数据缺失则判为高风险。

- 选择性结局报告:参考研究计划或报告中预先设定的结局指标。如果文章报告了研究方案中设定的结局指标,或报告了所有预先设定的结局指标,则被评为低风险;若没有完整报告研究方案中预先设定的结局指标、一个或多个主要结局指标不是按预先设定的方案报告,则被评为高风险。

六、数据分析

采用描述性统计方法对纳入研究的中医证候、方剂、单味药、穴位的频率进行分析。如果有两篇以上研究报告了中医证候,我们则进行频率分析;若两篇以上研究报告了方剂及单味药,我们则分析使用频率最高的前 20 种方剂及单味药;若两篇以上研究报告了具体穴位,我们则分析出使用频率最高的10 个穴位(如果达到 10 个的话)。由于数据来源有限,报告的单一中医证候或单个穴位的使用情况仅为读者提供参考。

统计检验及结果的术语将在词汇表中列出。二分类变量以相对危险度(RR)表示,连续性变量以均数差(MD)或标准化均数差(SMD)表示,区间估计采用 95% 可信区间(CI)。所有纳入研究采用随机效应模型进行分析,这样可为组间差异提供一个相对保守的估计,从而分析存在异质性的数据。使用 I^2 统计量进行异质性判断,I^2 大于 50% 则表明异质性高。为了探索潜在异质性来源,我们对随机序列产生为低风险的研究进行了敏感性分析。此外,如果条件允许,还会对病程、疗程、中医证型、方剂和对照措施等进行亚组分析。所有的研究采用随机效应模型进行分析,主要是基于纳入研究在研究方案、受试者招募及筛选、干预措施及合并用等方面的临床异质性和治疗效果差异的考虑。

七、证据汇总

参考 GRADE[28](The Grading of Recommendations Assessment,Development,and Evaluation)系统对关键和重要结局指标的证据质量进行评价,结果以总结表的形式呈现。结果也呈现了中风后肩关节并发症的结局指标重要性的评价。

通过成立专家组对证据质量进行评价,包括系统评价小组、中医师、中西医结合专家、方法学专家和西医师。评估的内容包括中药、针灸和其他中医疗法中主要干预措施的重要性,以及对照措施和结局指标的重要性。从以下五个方面评价各结局指标的质量：

- 研究设计的局限性（偏倚风险评估）；
- 结果的不一致性（难以解释的异质性）；
- 证据的间接性（包括研究间的干预措施、人群、对照措施、预期结局是否存在间接性）；
- 不精确性（结果的不确定性）；
- 发表偏倚（选择性发表偏倚）。

上述 5 个因素中任何一个因素的出现都会降低证据质量。另外，证据质量升级的 3 个主要因素：效应量大、剂量反应（梯度证据）和所有可能的混杂因素。升高证据质量的情况主要与观察性研究（包括队列、病例对照、前后对照和时间序列研究）有关。本书仅对纳入的随机对照试验（RCT）进行GRADE 证据质量评价，因此不涉及升高证据质量的情况。

值得注意的是，结果总结表呈现了主要干预措施包括中药、针灸和其他中医疗法的效果。由于中医临床实践差别较大，结果总结表未包含推荐治疗方案，读者可根据当地医疗情况审慎解释和使用这些证据。同时应当指出，GRADE 评价质量过程中存在一些主观的评价，但是评价小组的经验表明，证据质量的评价是相对透明和可靠的。

GRADE 证据质量分级及描述：

高：我们非常确信真实的效应值接近效应估计值。

中：对效应估计值我们有中等程度的信心，真实值有可能接近估计值，但仍存在二者大不相同的可能性。

低：我们对效应估计值的确信程度有限，真实值可能与估计值大不相同。

极低：我们对效应估计值几乎没有信心，真实值很可能与估计值大不相同。

参 考 文 献

[1] HIGGINS J, GREEN S. Cochrane Handbook for Systematic Reviews of Interventions Version 5. 1. 0 (The Cochrane Collaboration). http://www. cochrane-handbook. org.

[2] DUNCAN P W, ZOROWITZ R, BATES B, et al. Management of Adult Stroke Rehabilitation Care: a clinical practice guideline [J]. Stroke, 2005, 36 (9): e100-143.

[3] MEHTA S, TEASULL R, FOLEY N. Evidence-Based Review of Stroke Rehabilitation:

Painful Hemiplegic Shoulder. http://www. ebrsr. com/evidence-review/11-hemiplegic-shoulder-pain-complex-regional-pain-syndrome.

［4］ PACI M, NANNETTI L, RINALDI L A. Glenohumeral subluxation in hemiplegia: An overview [J]. J Rehabil Res Dev, 2005, 42 (4): 557-568.

［5］ WINSTEIN C J, STEIN J, ARENA R, et al. Guidelines for Adult Stroke Rehabilitation and Recovery: A Guideline for Healthcare Professionals from the American Heart Association/American Stroke Association [J]. Stroke, 2016, 47 (6): e98-169.

［6］ FUGL-MEYER A R, JAASKO L, LEYMAN I, et al. The post-stroke hemiplegic patient. 1. a method for evaluation of physical performance [J]. Scand J Rehabil Med, 1975, 7 (1): 13-31.

［7］ GLADSTONE D J, DANELLS C J, BLACK S E. The Fugl-Meyer assessment of motor recovery after stroke: a critical review of its measurement properties [J]. Neurorehabilitation and Neural Repair, 2002, 16 (3): 232-240.

［8］ CHAE J, LABATIA I, YANG G. Upper limb motor function in hemiparesis: concurrent validity of the Arm Motor Ability test [J]. Am J Phys Med Rehabil, 2003, 82 (1): 1-8.

［9］ DUNCAN P W, GOLDSTEIN L B, HORNER R D, et al. Similar motor recovery of upper and lower extremities after stroke [J]. Stroke, 1994, 25 (6): 1181-1188.

［10］ FUGL-MEYER A R. Post-stroke hemiplegia assessment of physical properties [J]. Scand J Rehabil Med Suppl, 1980,(7): 85-93.

［11］ MAHONEY F I. Functional evaluation: the Barthel index [J]. Maryland state medical journal, 1965, 14: 61-65.

［12］ MCDOWELL I, NEWELL C. Measuring health: A guide to rating scales and questionnaires, 3rd ed [M]. Oxford University Press, USA, 2006. http://www. fundacion-salto. org/documentos/measuring%20health. pdf.

［13］ SHAH S, VANCLAY F, COOPER B. Improving the sensitivity of the Barthel Index for stroke rehabilitation [J]. Journal of Clinical Epidemiology, 1989, 42 (8): 703-709.

［14］ COLLIN C, WADE D T, DAVIES S, et al. The Barthel ADL Index: a reliability study [J]. Int Disabil Stud, 1988, 10 (2): 61-63.

［15］ QUINN T J, LANGHORNE P, STOTT D J. Barthel index for stroke trials: development, properties, and application [J]. Stroke, 2011, 42 (4): 1146-1151.

［16］ MCCORMACK H M, HORNE D J, SHEATHER S. Clinical applications of visual analogue scales: a critical review [J]. Psychol Med, 1988, 18: 1007-1019.

［17］ GOULD D. Visual Analogue Scale (VAS)[J]. J Clin Nurs, 2001, 10: 697-706.

［18］ HUSKISSON E C. Measurement of pain [J]. Lancet, 1974, 304 (7889): 1127-1131.

［19］ JENSEN M P, KAROLY P, BRAVER S. The measurement of clinical pain intensity: a comparison of six methods [J]. Pain, 1986, 27: 117-126.

［20］ SCOTT J, HUSKISSON E C. Graphic representation of pain [J]. Pain, 1976, 2: 175-184.

［21］ JOYCE C R, ZUTSHI D W, HRUBES V F, et al. Comparison of fixed interval and visual analogue scales for rating chronic pain [J]. Eur J Clin Pharmacol, 1975, 8: 415-420.

［22］ GRUBER G, BERNHARDT G A, CLAR H, et al. Measurement of the acromiohumeral interval on standardized anteroposterior radiographs: A prospective study of observer variability [J]. J Shoulder Elbow Surg, 2010, 19 (1): 10-13.

［23］ DAVIES A M. Imaging of the Shoulder: Techniques and Applications (Medical Radiology/Diagnostic Imaging)[M].Berlin: Springer, 2005.

［24］ 卓大宏 . 中国康复医学 [M]. 2 版 . 北京 : 华夏出版社 , 2003.

［25］ ANDREWS A W, BOHANNON R W. Decreased shoulder range of motion on paretic side after stroke [J]. Phys Ther, 1989, 69 (9): 768-772.

［26］ 缪鸿石 , 朱镛连 . 脑卒中的康复评定和治疗 [M]. 北京 : 华夏出版社 , 1996.

［27］ 王茂斌 . 偏瘫的现代评价与治疗 [M]. 北京 : 华夏出版社 , 1990.

［28］ SCHUNEMANN H, BROZEK J, GUYATT G, et al. GRADE handbook for grading quality of evidence and strength of recommendations (The GRADE Working Group). http://www. guidelinedevelopment. org/handbook/.

第五章 中药治疗中风后肩关节并发症的临床证据

导语:本章评价了中药对中风后肩关节并发症疗效的临床证据。通过Meta分析汇总中药疗法治疗肩关节半脱位、肩痛和肩-手综合征的疗效。中药治疗中风后肩关节并发症的研究中很少提及中医证型的信息,仅有少量肩关节并发症的研究提及痰瘀互结的证型。Meta分析主要结果显示:

- 中药熏蒸和热敷疗法,可改善肩关节半脱位患者的运动功能,缓解疼痛及提高日常活动能力,常用的中药包括牛膝、红花、川芎、伸筋草,平均疗程30天;

- 外用中药联合康复训练也可改善肩痛患者的运动功能,缓解疼痛及提高日常活动能力,疗效较好的常用中药包括川芎、红花、威灵仙、透骨草、赤芍、当归、桂枝,平均疗程23天;

- 口服及外用中药均可改善肩-手综合征患者的运动功能,缓解疼痛及提高日常活动能力,口服中药包括地龙、白芍、川芎、当归、桂枝,外用中药包括红花、当归、乳香、没药、桂枝、桑枝、伸筋草、地龙、透骨草。另外具体的方剂,补气化痰通络方、通络活血汤、黄芪桂枝五物汤也显示较好的疗效,平均疗程4周;

- 口服及外用中药治疗中风后肩关节并发症的研究中未发现明显的不良反应。

目前已有较多研究评价了中药治疗中风后肩关节并发症的疗效。我们采用严格的筛选方法确定了中药治疗三种常见中风后肩关节并发症的临床研究。纳入的研究包括随机对照试验、非随机对照试验及无对照研究。我们分别对随机对照试验、非随机对照试验的结果进行合并分析,用以评价单用中药,或中药联合常规疗法治疗中风后肩关节并发症的疗效及安全性,不同研究类型的结果将被分开描述。我们仅对无对照研究的研究特点、详细的干预措施及不良反应进行描述,相关文献检索的结果也将在本章呈现。

一、临床研究文献筛选

我们在中英文共 9 个数据库检索到 37 141 条文献。其中,1 096 条文献需要通过阅读全文来判断是否符合纳入标准(图 5-1)。经过严格纳入标准的筛选,共有 84 项评估中药治疗中风后肩关节并发症的研究被纳入。

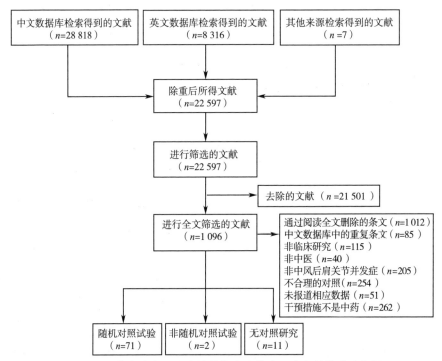

图 5-1 中药治疗中风后肩关节并发症临床研究文献筛选流程图

83 项研究中有 70 个随机对照试验,两个非随机对照试验,以及 11 个无对照试验。其中 20 个研究评价了口服中药疗效,59 个研究是关于外用中药的疗效,还有 4 个研究评价的是联合口服及外用中药的疗效。我们评价了对照研究(包括随机对照试验和非随机对照试验)中中药治疗中风后肩关节并发症的疗效。但对于无对照研究，我们则仅对其研究本身进行详细描述，而不对结果进行评价。

二、中药治疗中风后肩关节半脱位

中风患者的肩部如果得不到足够的支持保护和治疗，则可能发生肩关节半脱位。中风后肩关节半脱位的临床策略重在预防，然而随着疾病进展，肩关节半脱位可进一步导致肩痛和肩 - 手综合征。我们未发现口服中药治疗肩关节半脱位的研究，但外用中药似乎更能获得目前研究的青睐。

共有两项随机对照试验（H1，H2）和 1 项无对照研究（H4）报道了外用中药治疗肩关节半脱位的疗效。

1. 外用中药治疗中风后肩关节半脱位的随机对照试验

这两项研究外用中药治疗肩关节半脱位的随机对照试验都未明确具体的方剂，其中 1 项研究（H1）应用的是中药熏蒸疗法（中药组方：威灵仙、川芎、牛膝、透骨草、防风、桂枝、艾叶、伸筋草、海藻、昆布、红花、当归、制草乌、制川乌）。而另 1 项研究（H2）使用的是中药热敷疗法（中药组方：川断、续断、杜仲、牛膝、田七、青蒿、独活、桃仁、红花、骨碎补、伸筋草、白芍、七叶一枝花）。这两项研究用了不同的结局评价指标。其中 1 项研究（H1）纳入了 62 名受试者，使用改良 Barthel 指数量表来评估日常生活活动能力（ADL），并报道了疼痛 VAS 评分，研究结果显示中药组在提高 MBI 指数评分（MD［95% CI］：10.20［7.97，12.43］）和降低疼痛 VAS 评分（MD：–1.20［–1.81，–0.59］）上优于对照组。另 1 项研究（H2）纳入了 71 名受试者，报道了 FMA 评分，其结果显示，对比单纯康复训练，联用中药可以提高 FMA 评分（MD：14.85［12.66，17.04］）。

偏倚风险

1 项研究（H1）因使用随机数字表而在随机序列产生方法上被评为低偏倚风险，与此同时，另 1 项研究（H2）因相关信息不全在这方面被评为不清楚偏倚风险。在其他偏倚风险评估项目上，这两项研究的偏倚风险相同：二者因未采用盲法，故在受试者及研究人员盲法上均被评为高偏倚风险；因相关信息不充分，在结局评价者盲法方面被评为不清楚偏倚风险；在不完全数据结局报告方面,该两项研究均被评为低偏倚风险;在选择性结局报道方面,由于两项研究均未注册且未发表其研究计划,因此均被评为不清楚偏倚风险。

2. 外用中药治疗中风后肩关节半脱位的无对照试验

只有 1 项无对照试验评估了外用中药治疗肩关节半脱位(H4),该研究联合运用中药熏蒸疗法和常规康复训练治疗 96 例患者。该研究也允许受试者同时接受针刺和西药疗法。但是,该研究并未报道所用方剂的名称及其组成。其报道的结局指标包括 FMA 评分、VAS 评分及有效率,研究未报道不良事件。

GRADE 评价

我们参照第四章研究方法部分提及的专家共识方法,结合临床重要性对联合外用中药和常规康复训练对比单纯常规康复训练的证据进行评价。共纳入两项研究(H1,H2),其中 1 项研究(H2)报道了 FMA 评分,而另 1 项研究(H1)报道了 MBI 评分和 VAS 评分。这两项研究均未报道肩关节活动度及不良反应。尽管相较于单纯康复训练,联合外用中药及康复训练显示出更佳疗效,但现有证据在此 3 项结局指标方面都只能被评为"低级"(表 5-1)。

表 5-1 外用中药 + 常规康复训练 vs 常规康复训练治疗
中风后肩关节半脱位结果总结表

结局指标	患者数（研究数）	证据质量（GRADE）	绝对效应	
			康复训练	外用中药 + 康复训练与康复训练的比较 MD（95%CI）
FMA 评分	71（1 RCT）	⊕⊕○○ 低 [a,b]	平均 22.41 分	提高 14.85 分（12.66,17.04）
MBI 评分	62（1 RCT）	⊕⊕○○ 低 [a,b]	平均 75.6 分	提高 10.2 分（7.97,12.43）
VAS 评分	62（1 RCT）	⊕⊕○○ 低 [a,b]	平均 3.1 份	降低 1.2 分（1.81,0.59）

注:CI:Confidence interval 可信区间;MD:Mean difference 均数差。

说明:

a. 受试者、研究人员及结局评价者未设置盲法

b. 样本量不足限制了结果的准确性

相关研究文献:

FMA 评分:H2

MBI 评分:H1

VAS 评分:H1

三、中药治疗中风后肩痛

肩关节半脱位的中风患者常伴有肩痛,需要临床治疗以减轻疼痛和改善肩关节活动度。治疗的主要目的是减轻局部疼痛和炎症,促进病变区域血液循环并增加局部活动。

(一) 口服中药治疗中风后肩痛

可能由于肩痛的局部特性,仅有 1 项研究(H5)运用口服中药治疗肩痛。该研究是一个纳入 35 例患者的随机对照试验。其研究的是在常规康复训练基础上,比较常规药物治疗(静脉用维脑路通 800mg,每天 1 次和口服布洛芬缓释胶囊 300mg,每天 2 次)(*n*=33)与改良身痛逐瘀汤(*n*=35)的疗效。维脑路通作为静脉活性药物可用于治疗静脉功能不全,而芬必得则常被用于抗炎和止痛[1]。

该研究结果显示,中药组在改善用 BI 评估的日常活动能力(MD:15.76 [14.20,17.32])和疼痛评分(总分 5 分)(MD:–2.07 [–2.48,–1.66])方面具有更佳效果,该研究未报道不良反应方面的信息。

(二) 外用中药治疗中风后肩痛

共有 15 项关于外用中药治疗肩痛的研究。其中,12 项研究是随机对照试验,1 项研究是非随机对照试验和 2 项研究是无对照研究。

1. 外用中药的随机对照试验

12 项评价外用中药疗效的随机对照试验研究总共纳入了 937 例患者,疗程从 10 天(H6,H7)到两个月(H8)不等。在报道了受试者性别的研究中,男性受试者的人数(*n*=291)要多于女性受试者(*n*=256)。6 项研究评价了中药热敷的疗效(H6,H9~H13),另外 6 项研究评价了中药熏蒸的疗效(H7,H8,H14~H17)。上述所有关于中药热敷的研究评价都是在康复训练的基础上联合运用中药热敷的疗效。

需要注意的是,有 2 项关于中药热敷的研究(H12,H13)报道了相同的结果,因此我们对这 2 项研究的结果进行了合并。12 项研究中仅有 1 项研究(H9)报道了方剂名(骨刺消痛液)。所有的研究均未报道中医证型。纳入研究中最常用的中药包括川芎、红花、透骨草、威灵仙、当归、桂枝等（表5-2）。

表 5-2　治疗中风后肩痛的外用中药类随机对照试验常用中药

最常用的草药	学名	研究数目
川芎	*Ligusticum chuangxiong* Hort.	8
红花	*Carthamus tinctorius* L.	8
透骨草	Herba Clematidis Intricatae	8
威灵仙	*Clematis chinensis* Osbeck/*Clematis hexapetala* Pall./*Clematis manshurica* Rupr.	7
当归	*Angelica sinensis*（Oliv.）Diels	5
桂枝	*Cinnamomum cassia* Presl	5
伸筋草	*Lycopodium japonicum* Thunb.	4
乌头	*Aconitum carmichaelii* Debx.	4
赤芍	*Paeonia lactiflora* Pall./*Paeonia veitchii* Lynch	3
没药	*Commiphora myrrha* Engl./*Commiphora molmol* Engl.	3
木瓜	*Chaenomeles speciosa*（Sweet）Nakai	3
乳香	*Boswellia carterii* Birdw./*Boswellia bhaw-dajiana* Birdw.	3

偏倚风险

4 项随机对照试验在随机序列产生上被评为低偏倚风险（H6，H8，H12，H13）。所有 12 项随机对照试验在分配方案的隐藏方面、结局评价者盲法方面未提供足够的信息被评为不清楚偏倚风险。所有研究都因为未对受试者及研究人员实施盲法，而被评为高偏倚风险。仅有 1 项研究（H12）因未报道其方法学部分提及的安全性数据而在选择性结局报道方面被评为高偏倚风险。偏倚风险评估详见表5-3。

表 5-3　外用中药治疗中风后肩痛随机对照试验偏倚风险评估

偏倚风险评估项目	低风险研究数目	不清楚研究数目	高风险研究数目
随机序列的产生	4（33.3%）	9（67.0%）	0
分配方案的隐藏	0	12（100%）	0
受试者盲法	0	0	12（100%）

续表

偏倚风险评估项目	低风险研究数目	不清楚研究数目	高风险研究数目
研究者盲法	0	0	12(100%)
结局评价者盲法	0	12(100%)	0
不完全结局数据报告	12(100%)	0	0
选择性结局报道	0	11(91.6%)	1(8.3%)

中风后肩痛的疗效评价指标

纳入研究报道的主要结局指标包括 FMA 评分、ADL 评分、VAS 评分及有效率。仅有 1 项研究(H10)对上述所有指标都进行了报道。针对不同的外用中药类型,即中药热敷或中药熏蒸,我们对于每个结局指标都进行了亚组分析。

外用中药治疗中风后肩痛的疗效

纳入的研究中未发现单纯外用中药与康复训练比较治疗中风后肩痛的研究。在联合外用中药和康复训练治疗肩痛的研究中,结果显示外用中药联合康复训练与单纯康复训练比较,可改善患者的 FMA 评分(6 项研究(H7~H9,H10,H12,H15),MD:7.59[3.53,11.65])、VAS 评分(7 项研究 H6~H8,H10,H12,H14,H15),MD:-1.54[-2.07,-1.01])及日常活动能力(2 项研究(H6,H10),MD:8.89[4.15,13.62])。7 项研究报道了有效率指标(H7,H9,H10,H11,H12,H16,H17),由于不同研究间计算有效率的方式存在较大差异,因此我们并未对这些研究的结果进行 Meta 分析。具体结果见表 5-4。

表 5-4 外用中药 + 康复训练 vs 康复训练治疗中风后肩痛

结局指标	研究数目	受试者人数	效应量 MD [95% CI]	I^2%	纳入的具体研究
FMA 评分	6	564	MD:7.59[3.53,11.65]*	96	H7~H9,H10,H12,H15
ADL(BI 评分)	2	204	MD:8.89[4.15,13.62]*	0	H6,H10
疼痛评分或 VAS 评分	7	572	MD:-1.54[-2.07,-1.01]*	83	H6~H8,H10,H12,H14,H15

注:* 有统计学差异。

综合 Meta 分析的结果显示异质性较高,因此我们按照外用中药的具体类型将纳入的研究进行亚组分析,结果也显示中药热敷、中药熏蒸疗法在改善 FMA 评分及 VAS 评分方面效果较好(表 5-5)。

表 5-5　不同类型外用中药治疗中风后肩痛的亚组分析

干预措施	结局指标	研究数目	受试者人数	效应量 MD［95% CI］	I^2%	纳入的具体研究
热敷	FMA 评分	3	304	MD:5.45［1.36,9.55］*	83	H9,H10,H12
	VAS 评分	3	264	MD:−1.05［−1.54,−0.56］*	52	H6,H10,H12
熏蒸	FMA 评分	3	260	MD:9.43［5.07,13.78］*	91	H7,H8,H15
	疼痛评分或 VAS 评分	4	308	MD:−1.87［−2.70,−1.04］*	87	H7,H8,H14,H15

注:* 有统计学差异。

GRADE 评价

　　我们对联合外用中药和常规康复训练对照单纯常规康复训练治疗中风后肩痛的证据进行评价。6 项研究(H7~H9,H10,H12,H15)报道了 FMA 的结果,两项研究(H6,H10)报道了 ADL 评分,7 项研究(H6~H8,H10,H12,H14,H15)报道了 VAS 评分。尽管相较于单纯康复训练,外用中药和康复训练联用在 Meta 分析及所有亚组分析中均显示出更佳疗效,但现有证据在此 3 项结局指标方面都只能被评为“低级”或“很低级”(表 5-6)。

表 5-6　外用中药 + 常规康复训练 vs 常规康复训练治疗中风后肩痛结果总结表

结局指标	患者数(研究数)	证据质量(GRADE)	绝对效应	
			康复训练	外用中药 + 康复训练与康复训练比较(95% CI)
FMA 评分	564(6 RCTs)	⊕⊕○○ 低 [a,b,c]	平均 24.21 分	提高 7.59(3.53,11.65)
FMA 评分——热敷	304(3 RCTs)	⊕○○○ 很低 [a,c,d]	平均 26.63 分	提高 5.45(1.36,9.55)
FMA 评分——熏蒸	260(3 RCTs)	⊕○○○ 很低 [a,b,c]	平均 21.33 分	提高 9.43(5.07,13.78)

续表

结局指标	患者数（研究数）	证据质量（GRADE）	绝对效应	
			康复训练	外用中药＋康复训练与康复训练比较(95% CI)
ADL 评分——热敷	204（2 RCTs）	⊕⊕○○ 低 a,b	平均 55.58 分	提高 8.89（4.15,13.62）
疼痛评分或 VAS 评分	572（7 RCTs）	⊕⊕○○ 低 a,c	平均 3.82 分	降低 1.54（2.07,1.01）
疼痛评分或 VAS 评分——熏蒸	264（3 RCTs）	⊕⊕○○ 低 a,b,d	平均 3.73 分	降低 1.05（1.54,0.56）
疼痛评分或 VAS 评分——热敷	308（4 RCTs）	⊕○○○ 极低 a,b,c	平均 3.89 分	降低 1.87（2.7,1.04）
不良事件	80（1 RCT）	该研究中未观察到不良事件的发生		

说明：

a.受试者及研究人员未设置盲法

b.存在较大统计学异质性

c.样本量不足限制了结果的准确性

d.可能存在实质性统计学异质性

相关研究文献

FMA 评分：H7~H9,H10,H12,H15

FMA 评分——热敷：H9,H10,H12

FMA 评分——熏蒸：H7,H8,H15

ADL（热敷）：H6,H10

疼痛评分或 VAS 评分：H6~H8,H10,H12,H14,H15

疼痛评分或 VAS 评分——热敷：H6,H10,H12

疼痛评分或 VAS 评分——熏蒸：H7,H8,H14,H15

不良事件：H7

单个外用方剂的随机对照试验证据

仅有 1 项随机对照试验（H9）报道了具体的方剂名：骨刺消痛液（川乌、草乌、麻黄、桂枝、独活、铁丝威灵仙、威灵仙、红花、当归、川芎、乌梅、木瓜、牛膝）。由第二章可知,指南或教科书推荐复方通络液熏蒸用于中风后肩痛的治疗,尚未推荐其他中药外用疗法,该方中的 4 味中药（川乌、红花、当归、川芎）也是骨刺消痛液的组成。这两个方剂的功效均是活血通络止痛。

治疗中风后肩痛阳性结果 Meta 分析的外用中药总结

我们依据结局指标（FMA 评分、ADL 评分、疼痛评分或 VAS 评分），结合不同的中药疗法（熏蒸或热敷），对肩痛有效的最常用外用中药进行了总结，常用的中药包括川芎、红花、威灵仙、透骨草、赤芍、当归、桂枝，具体见表 5-7。

表 5-7　热敷和熏蒸疗法治疗中风后肩痛阳性结果 Meta 分析的常用中药

结局指标	Meta 分析的数目	研究数目	草药	学名	应用该中药的研究数目
FMA 评分	2	6	川芎	*Ligusticum chuangxiong* Hort.	6
			威灵仙	*Clematis chinensis* Osbeck/*Clematis hexapetala* Pall./*Clematis manshurica* Rupr.	4
			桂枝	*Cinnamomum cassia* Presl	4
			红花	*Carthamus tinctorius* L.	4
			透骨草	Herba Clematidis Intricatae	4
			当归	*Angelica sinensis* (Oliv.) Diels	3
			赤芍	*Paeonia lactiflora* Pall./*Paeonia veitchii* Lynch	2
			乳香	*Boswellia carterii* Birdw./*Boswellia bhaw-dajiana* Birdw.	2
			没药	*Commiphora myrrha* Engl./*Commiphora molmol* Engl.	2
			延胡索	*Corydalis yanhusuo* W.T.Wang	2
ADL 评分	1	2	川芎	*Ligusticum chuangxiong* Hort.	2
			红花	*Carthamus tinctorius* L.	2
			赤芍	*Paeonia lactiflora* Pall./*Paeonia veitchii* Lynch	2
			艾叶	*Artemisia argyi* Lévl.et Vant.	2
VAS 评分	2	7	川芎	*Ligusticum chuangxiong* Hort.	6
			红花	*Carthamus tinctorius* L.	4
			威灵仙	*Clematis chinensis* Osbeck/*Clematis hexapetala* Pall./*Clematis manshurica* Rupr.	4

续表

结局指标	Meta 分析的数目	研究数目	草药	学名	应用该中药的研究数目
VAS 评分			透骨草	Herba Clematidis Intricatae	4
			当归	*Angelica sinensis* (Oliv.) Diels	3
			赤芍	*Paeonia lactiflora* Pall./*Paeonia veitchii* Lynch	3
			桂枝	*Cinnamomum cassia* Presl	3
			伸筋草	*Lycopodium japonicum* Thunb.	2
			延胡索	*Corydalis yanhusuo* W.T.Wang	2
			乳香	*Boswellia carterii* Birdw./*Boswellia bhaw-dajiana* Birdw.	2
			没药	*Commiphora myrrha* Engl./*Commiphora molmol* Engl.	2

2. 外用中药的非随机对照试验

1 项非随机对照试验(H3)运用外用中药治疗肩痛。这项研究使用了四子散(苏子、莱菔子、白芥子、吴茱萸)热敷,每天 2 次,连续使用 3 周,并同时运用康复训练。该研究的结果提示,对比单纯康复训练(对照组 30 例),联合外用中药和康复训练(干预组 30 例)能更好地改善 FMA 评分(MD:32.37 [23.71, 41.03]),ADL 评分(MD:23.68 [15.70,31.66]) 和 VAS 评分(MD:-1.92 [-2.68,-1.16])。

3. 外用中药的无对照研究

两项运用外用中药治疗肩痛的无对照临床研究共纳入了 70 例患者。1 项纳入了 30 名受试者的无对照临床研究(H18)运用中药热敷(吴茱萸、菟丝子、莱菔子、冬葵子、白芥子)联合康复训练治疗肩痛,但该研究仅报道了有效率。另 1 项纳入 40 名受试者的研究(H19)联合外用中药(丹参、乳香、没药、五灵脂、蒲黄、三七、冰片、透骨草、伸筋草)和运动训练治疗肩痛,并对肩关节活动度和疼痛评分进行了报道。

具体方剂治疗中风后肩痛的非随机对照及无对照临床试验证据

四子散(H3)并非指南推荐方剂,其组成药物也不在中药热敷或中药熏蒸疗法治疗肩痛的常用药物清单中。我们还需要更多研究验证四子散的疗效。另外,建议以后公开发表的研究需要完善具体治疗方案(包括理、法、方、药)的报道,以便于更明确的指导临床实践。

四、中药治疗中风后肩 - 手综合征

(一)口服中药治疗中风后肩 - 手综合征

由于肩 - 手综合征是中风后的一种慢性并发症,所以临床上可能更需要口服和外用联合治疗。相比于另外两种中风后肩关节并发症,口服中药更常用于肩 - 手综合征。共有 17 项随机对照试验和两项无对照研究评估口服中药对中风后肩 - 手综合征的疗效。

1. 口服中药的随机对照试验

共有 17 个随机对照试验(H20~H36)研究口服中药治疗肩 - 手综合征的疗效。这些研究共纳入了 1 441 患者。其中的 2 项研究(H29,H35)因为有其他的对照组,因此其额外的对照组数据将不整合于 Meta 分析中。在报道了受试者性别的研究中,男性($n=819$)较女性($n=534$)多。所有纳入的研究评价了联合运用口服中药和康复训练对比单纯使用康复训练的疗效。药物疗法包括哌拉西坦、布洛芬、维生素 B_1 及双氯芬酸钠。所有纳入研究的疗程从 10 天(H54,H56,H61)至 8 周(H26)不等。

仅有 1 项研究(H28)报道了肩 - 手综合征的证型,并使用针对血瘀证的益肾解痉汤。仅有两个方剂,补阳还五汤和黄芪桂枝五物汤在多个研究中被评价。常用的口服方剂见表 5-8,常用口服中药见表 5-9。

表 5-8　口服中药治疗中风后肩 - 手综合征随机对照试验的常用方剂

最常见的方剂	研究数目	药物组成
补阳还五汤	4(H21,H22,H24,H25)	黄芪、当归、桃仁、红花、赤芍、川芎、地龙
黄芪桂枝五物汤	2(H32,H37)	黄芪、桂枝、芍药、生姜、大枣

注:如果《中医方剂大辞典》有收录该方剂,则使用《中医方剂大辞典》中所列出的药物组成;如果《中医方剂大辞典》没有收录该方剂,则使用纳入的研究中所列出的药物组成。

表 5-9　口服中药治疗中风后肩 - 手综合征随机对照试验的常用中药

最常见的中药	学名	研究数目
白芍	*Paeonia lactiflora* Pall.	11
红花	*Carthamus tinctorius* L.	11
赤芍	*Paeonia lactiflora* Pall./*Paeonia veitchii* Lynch	10
黄芪	*Astragalus membranaceus*（Fisch.）Bge.var.*mongholicus*（Bge.）Hsiao/*Astragalus membranaceus*（Fisch.）Bge.	9
桂枝	*Cinnamomum cassia* Presl	9
地龙	*Pheretima aspergillum*（E.Perrier）/*Pheretima vulgaris* Chen/*Pheretima guillelmi*（Michaelsen）	8
川芎	*Ligusticum chuangxiong* Hort.	7
当归	*Angelica sinensis*（Oliv.）Diels	7
羌活	*Notopterygium* incisum Ting ex H.T.Chang/*Notopterygium franchetii* H.de Boiss.	7
桃仁	*Prunus persica*（L.）Batsch/*Prunus davidiana*（Carr.）Franch.	7
白术	*Atractylodes macrocephala* Koidz.	6
茯苓	*Poria cocos*（Schw.）Wolf	6
甘草	*Glycyrrhiza uralensis* Fisch./*Glycyrrhiza inflata* Bat./*Glycyrrhiza glabra* L.	5
胆南星	*Arisaema erubescens*（Wall.）Schott/*Arisaema heterophyllum* Bl./*Arisaema amurense* Maxim.	4
独活	*Angelica pubescens* Maxim.f.biserrata Shan et Yuan	4

偏倚风险

仅有 3 项研究采用了清晰明确的随机序列产生方法,所有的研究均未提供关于分配方案隐藏的充分信息,并且均未对受试者和研究者实施盲法。所有的研究报道没有缺失数据,具体的评价结果见表 5-10。

表 5-10　口服中药治疗中风后肩 - 手综合征随机对照试验的偏倚风险评估

偏倚风险评估项目	低风险 研究数目	不清楚 研究数目	高风险 研究数目
随机序列的产生	3（17.6%）	14（82.4%）	0
分配方案的隐藏	0	17（100%）	0

续表

偏倚风险评估项目	低风险 研究数目	不清楚 研究数目	高风险 研究数目
受试者盲法	0	0	17(100%)
研究者盲法	0	0	17
结局评价者盲法	0	17(100%)	0
不完全结局数据报告	17(100%)	0	0
选择性结局报告	0	17(100%)	0

中风后肩 - 手综合征的疗效评价指标

纳入研究报道的主要结局指标包括 FMA 评分、BI 评分或 MBI 评分、VAS 评分。

口服中药治疗中风后肩 - 手综合征的疗效

口服中药联合康复训练与单纯的康复训练比较,可改善患者的 FMA 评分(MD:7.17［5.46,8.87］,I^2=6%),日常活动能力 ADL 评分(MD:4.73［1.81,7.64］,I^2=0%)及 VAS 评分(MD:-1.71［-2.50,-0.91］)。

另外,口服中药联合康复训练与西药联合康复训练比较,也改善了患者的 FMA 评分(MD:13.90［11.45,16.36］,I^2=0%),日常活动能力 ADL 评分(MD:11.27［6.56,15.98］,I^2=48%)。但是,针对患者的 VAS 评分,两组之间未见统计学差异(MD:-0.97［-2.56,0.61］,I^2=89%),具体结果见表 5-11。

表 5-11　口服中药 + 康复训练 vs 康复训练治疗中风后肩 - 手综合征

对照	结局指标	研究数目	受试者人数	效应量 MD［95%CI］	I^2%	纳入研究
单纯康复训练	FMA 评分	9	757	7.17［5.46,8.87］*	6	H20,H24,H27~H32,H35
	ADL/MBI/BI 评分	3	198	4.73［1.81,7.64］*	0	H20,H28,H32
	VAS 评分	11	871	-1.71［-2.50,-0.91］*	95	H21,H23,H24,H27~-H32,H35,H36
药物联合康复训练	FMA 评分	2	152	13.90［11.45,16.36］*	0	H22,H34
	ADL/MBI/BI 评分	2	129	12.34［10.27,14.41］*	48	H26,H34
	VAS 评分	2	152	-0.97［-2.56,0.61］	89	H22,H34

注:* 有统计学差异。

口服方剂治疗肩-手综合征的随机对照试验证据

在评价相同方剂的研究中,两项自拟补气化痰通络方的研究(H20,H29)报道了 FMA 评分。其合并的结果支持联用这一口服方剂和康复训练(MD:4.14［0.80,7.48］,I^2=0%)。

两项使用了补阳还五汤的研究(H21,H24),及两项使用了自拟通络活血汤的研究(H30,H31)均以 VAS 评分为结局指标。自拟通络活血汤的两项研究(H30,H31)Meta 分析的结果提示,对比对照组该方剂能降低 VAS 评分(MD:−1.35［−1.89,−0.82］,I^2=0%)。补阳还五汤的两项研究(H21,H24)的Meta 分析结果提示,与对照组相比,干预组并不能在改善 VAS 评分上显示优势(MD:−2.91［−7.03,1.22］,I^2= 99%)。

两项使用了黄芪桂枝五物汤的研究(H32,H37)的结果未能进行合并,原因是其中 1 项研究(H37)仅报道了有效率,未对结果进行分析。1 项研究(H32)提示黄芪桂枝五物汤联合康复训练可改善患者的 FMA 评分(MD:5.76［2.53,8.99］),VAS 评分(MD:−3.30［−4.16,−2.44］)和 BI 评分(MD:4.50［0.45,8.55］)。

口服中药治疗中风后肩-手综合征阳性结果 Meta 分析的总结

我们依据结局指标(FMA 评分、BI 或 MBI 评分、VAS 评分),包括不同的对照措施(单纯康复训练或联合康复联合药物训练),对显示阳性结果的 Meta 分析中常用的中药进行总结,较常用的中药包括地龙、白芍、川芎、当归、桂枝,具体见表 5-12。

表 5-12 治疗中风后肩-手综合征阳性结果 Meta 分析的常用口服中药

结局指标	Meta 分析数目	研究数目	中药	学名	使用中药的研究数目
FMA 评分	2	11	地龙	*Pheretima aspergillum*(E.Perrier)/*Pheretima vulgaris* Chen/*Pheretima guillelmi*(Michaelsen)	7
			白芍	*Paeonia lactiflora* Pall.	4
			川芎	*Ligusticum chuangxiong* Hort.	4
			甘草	*Glycyrrhiza uralensis* Fisch./*Glycyrrhiza inflata* Bat./*Glycyrrhiza glabra* L.	4
			赤芍	*Paeonia lactiflora* Pall./*Paeonia veitchii* Lynch	3
			当归	Angelica sinensis(Oliv.)Diels	3

续表

结局指标	Meta分析数目	研究数目	中药	学名	使用中药的研究数目
FMA 评分			桃仁	*Prunus persica*（L.）Batsch/*Prunus davidiana*（Carr.）Franch.	3
			桂枝	*Cinnamomum cassia* Presl	3
			红花	*Carthamus tinctorius* L.	3
			羌活	*Notopterygium* incisum Ting ex H.T.Chang/*Notopterygium franchetii* H.de Boiss.	3
			桑枝	*Morus alba* L.	3
ADL 评分	2	5	地龙	*Pheretima aspergillum*（E.Perrier）/*Pheretima vulgaris* Chen/*Pheretima guillelmi*（Michaelsen）	4
			川芎	*Ligusticum chuangxiong* Hort.	2
			当归	Angelica sinensis（Oliv.）Diels	2
			桂枝	*Cinnamomum cassia* Presl	2
			桑枝	*Morus alba* L.	2
			白芍	*Paeonia lactiflora* Pall.	2
			鸡血藤	*Spatholobus suberectus* Dunn	2
VAS 评分	1	11	地龙	*Pheretima aspergillum*（E.Perrier）/*Pheretima vulgaris* Chen/*Pheretima guillelmi*（Michaelsen）	5
			川芎	*Ligusticum chuangxiong* Hort.	5
			赤芍	*Paeonia lactiflora* Pall./*Paeonia veitchii* Lynch	5
			白芍	*Paeonia lactiflora* Pall.	5
			桃仁	*Prunus persica*（L.）Batsch/*Prunus davidiana*（Carr.）Franch.	4
			红花	*Carthamus tinctorius* L.	4
			甘草	*Glycyrrhiza uralensis* Fisch./*Glycyrrhiza inflata* Bat./*Glycyrrhiza glabra* L.	4
			羌活	*Notopterygium* incisum Ting ex H.T.Chang/*Notopterygium franchetii* H.de Boiss.	4
			桂枝	*Cinnamomum cassia* Presl	3
			茯苓	*Poria cocos*（Schw.）Wolf	3

2. 口服中药的无对照研究

有两项口服中药的无对照研究,共纳入 58 例受试者,但均未报道中医证型。1 项纳入 26 例受试者的研究(H38)使用了口服的"益肾蠲痹汤",其组成包括当归、地黄、延胡索、乌梢蛇、全蝎、淫羊藿、骨碎补、地龙、露蜂房、土鳖虫。另 1 项纳入 32 例受试者的研究(H39)则未提供方名,但列出了其具体组成:黄芪、赤芍、川芎、当归、地龙、红花、桃仁、牛膝、桑寄生、桂枝、乳香、没药、茯苓、泽泻、甘草、全蝎。

这两项研究均使用有效率作为结局指标,其中 1 项研究(H39)还报道了FMA 评分,这两项研究均未报道不良事件信息。

(二)外用中药治疗中风后肩 - 手综合征

外用中药是治疗肩 - 手综合征最常用的方法。本章共纳入 34 个随机对照试验、1 个非随机对照试验和 6 个无对照研究。

1. 外用中药的随机对照试验

共有 34 个随机对照试验(H40~H73)纳入了 2 300 例受试者,评价外用中药治疗肩 - 手综合征的疗效。

在报道了受试者性别的研究中,男性受试者(n=569)多于女性(n=413)。所有研究的干预措施均为联合外用中药和康复训练。研究的疗程从 10 天(3 个研究(H54,H61,H62)) 到 1 个月[9 个研究(H46,H48~H50,H60,H62,H65,H68,H69)]不等。外用疗法包括中药沐浴、中药热敷、熏蒸疗法及湿热敷疗法等。没有研究报道辨证分型。

10 项研究(H40,H41,H46~H48,H50,H55,H67,H71,H72)报道了外用方剂名,但这些研究使用的方剂各不相同。表 5-13 列出了常用的中药。

表 5-13　治疗中风后肩 - 手综合征随机对照试验的常用外用中药

常用中药	学名	研究数目
红花	*Carthamus tinctorius* L.	28
透骨草	Herba Clematidis Intricatae	19
伸筋草	*Lycopodium japonicum* Thunb.	18
桂枝	*Cinnamomum cassia* Presl	18

续表

常用中药	学名	研究数目
当归	*Angelica sinensis*(Oliv.)Diels	16
川芎	*Ligusticum chuangxiong* Hort.	14
乳香	*Boswellia carterii* Birdw./*Boswellia bhaw-dajiana* Birdw.	13
没药	*Commiphora myrrha* Engl./*Commiphora molmol* Engl.	12
桑枝	*Morus alba* L.	12
威灵仙	*Clematis chinensis* Osbeck/*Clematis hexapetala* Pall./*Clematis manshurica* Rupr.	13
桃仁	*Prunus persica*(L.)Batsch/*Prunus davidiana*(Carr.)Franch.	9
鸡血藤	*Spatholobus suberectus* Dunn	8
蜂房	*Polistes olivaceous*(DeGeer)/*Polistes japonicus* Saussure/*Parapolybia varia* Fabricius	7
独活	*Angelica pubescens* Maxim.f.*biserrata* Shan et Yuan	7
白芍	*Paeonia lactiflora* Pall.	6
木瓜	*Chaenomeles speciosa*(Sweet)Nakai	6
牛膝	*Achyranthes bidentata* Bl.	6

偏倚风险

34 个随机对照试验中,8 项研究(H42,H52~H55,H62,H70,H71)因使用了随机数字表在随机序列产生上被评为低偏倚风险。所有研究未对受试者、研究者及结局评价者设盲。对于选择性结局报道,4 项研究未在结果部分报道方法部分提及的结局指标(H41,H50,H55,H64)。偏倚风险评估结果详见表 5-14。

表 5-14　外用中药治疗中风后肩 - 手综合征随机对照试验的偏倚风险评估

偏倚风险评估项目	低风险研究数目	不清楚研究数目	高风险研究数目
随机序列的产生	6(17.6%)	28(82.3%)	0
分配方案的隐藏	0	34	0
受试者盲法	0	0	34(100%)
研究者盲法	0	0	34(100%)
结局评价者盲法	0	34(100%)	0

续表

偏倚风险评估项目	低风险 研究数目	不清楚 研究数目	高风险 研究数目
不完全结局数据报告	34(100%)	0	0
选择性结局报告	0	30(88.2%)	4(11.8%)

中风后肩 - 手综合征的疗效评价指标

34 个联合外用中药和康复训练的研究用 4 个结局指标评价干预措施对肩 - 手综合征的疗效。在外用中药相关的研究中,FMA 评分、BI 或 MBI 评分、VAS 评分及 NRS 评分。没有任何一个研究报道了上述所有的结局指标。

外用中药治疗中风后肩 - 手综合征的疗效

研究结果显示,外用中药联合康复训练与单纯的康复训练比较可改善患者的 FMA 评分(MD:7.27 [3.57,10.97],I^2 =98%),疼痛 VAS 评分(MD:-1.92 [-2.31,-1.53],I^2=88%),以及日常活动能力评分(MD:12.75 [7.16,18.33],I^2=94%),但各合并结果的异质性较高,根据不同的外用中药给药途径进行进一步的亚组分析,结果显示中药熏蒸、热敷、中药浴及外敷等疗法在各结局指标上均有不同程度的改善,其中中药熏蒸在改善 FMA 评分、中药热敷在缓解疼痛方面的效果更突出。总体 Meta 分析及亚组分析结果见表 5-15、表 5-16。

表 5-15 外用中药 + 康复训练 vs 康复训练治疗中风后肩 - 手综合征

结局指标	研究 数目	受试者 人数	效应量 MD/RR [95% CI]	I^2%	纳入研究
FMA 评分	13	865	7.27 [3.57,10.97]*	98	H41,H42,H47,H49,H52, H53,H60,H62,H64,H65, H66,H69,H71
日常生活活动能力评分 (MBI 或 BI)	4	234	12.75 [7.16,18.33]*	94	H41,H49,H59,H71
VAS 评分	13	821	-1.92 [-2.31,-1.53]*	88	H40,H41,H43,H47,H53, H52,H60,H62,H64,H65, H66,H70,H72
NRS 评分	3	253	-1.25 [-1.91,-0.59]*	76	H42,H55,H71

注:* 有统计学差异。

表 5-16 外用中药 + 康复训练 vs 康复训练治疗中风后肩 - 手综合征的亚组分析

干预措施	结局指标	研究数目	受试者人数	效应量(MD[95%CI])	I^2%	纳入研究
中药熏蒸疗法	FMA 评分	6	367	7.48[1.32,13.64]*	96	H52,H60,H62,H64-H66
	VAS 评分	4	247	−1.82[−2.40,−1.24]*	80	H60,H62,H65,H66
中药热敷	FMA 评分	2	114	4.55[0.43,8.67]*	95	H69,H70
	日常生活活动能力评分(MBI 或 BI)	2	103	9.01[6.67,11.36]*	33	H59,H71
	VAS 评分	3	180	−3.40[−5.51,−1.29]*	91	H57,H70,H72
中药浴	FMA 评分	4	324	7.16[−2.78,17.11]	99	H42,H47,H49,H53
	VAS 评分	4	304	−1.37[−1.60,−1.15]*	16	H43,H47,H52,H53
	NRS 量表	2	153	−1.33[−2.44,−0.22]*	88	H42,H55
中药外敷	VAS 评分	2	90	−1.73[−3.01,−0.45]*	91	H40,H41

注:* 有统计学差异。

GRADE 评价

我们参照第四章研究方法部分提及的专家共识方法,结合临床重要性对联合外用中药和常规康复训练对照单纯常规康复训练的证据进行评价。13 项研究(H41,H42,H47,H49,H52,H53,H60,H62,H64,H65,H66,H69,H71) 报道了 FMA 评分的数据,4 项研究(H41,H49,H59,H71)报道了日常生活活动能力,13 项研究(H40,H41,H43,H47,H53,H52,H60,H62,H64,H65,H66,H70,H72)报道了疼痛评分或 VAS 评分。尽管联用外用中药和常规康复训练在总体 Meta 分析或亚组分析当中均显示有明显获益,但在 FMA 评分、日常生活活动能力评分和 VAS 评分三种结局指标方面的证据级别均被评为低或很低(表 5-17)。

表 5-17　外用中药 + 康复训练 vs 康复训练治疗中风后肩 - 手综合征结果总结表

结局指标	患者数（研究数）	证据质量（GRADE）	绝对效应	
			康复训练	外用中药 + 康复与康复比较（95% CI）
FMA 评分	865 (13 RCTs)	⊕⊕○○ 低 [a,b]	平均 29.95 分	提高 7.27 (3.57, 10.97)
FMA 评分——熏蒸	367 (6 RCTs)	⊕○○○ 很低 [a,b,c]	平均 26.11 分	提高 7.48 (1.32, 13.64)
FMA 评分——中药浴	324 (4 RCTs)	⊕○○○ 很低 [a,b,c]	平均 32.59 分	提高 7.16 (−2.78, 17.11)
FMA 评分——热敷	114 (2 RCTs)	⊕○○○ 很低 [a,b,c]	平均 27.30 分	提高 4.55 (0.43, 8.67)
FMA 评分——外敷	60 (1 RCT)	⊕⊕○○ 低 [a,c]	平均 44.1 分	提高 12.98 (10.1, 15.86)
日常生活活动能力	234 (4 RCTs)	⊕○○○ 很低 [a,b,c]	平均 60.73 分	提高 12.75 (7.16, 18.33)
日常生活活动能力——热敷	103 (2 RCTs)	⊕⊕○○ 低 [a,c]	平均 61.52 分	提高 9.01 (6.67, 11.36)
日常生活活动能力——中药浴	71 (1 RCT)	⊕⊕○○ 低 [a,c]	平均 66.5 分	提高 19.9 (16.97, 22.83)
日常生活活动能力——中药外敷	60 (1 RCT)	⊕⊕○○ 低 [a,c]	平均 51.75 分	提高 14.6 (11.05, 18.15)
VAS 评分	821 (13 RCTs)	⊕⊕○○ 低 [a,b]	平均 4.49 分	降低 1.92 (−2.31, −1.53)
VAS 评分——熏蒸	247 (4 RCTs)	⊕○○○ 很低 [a,b,c]	平均 4.33 分	降低 1.82 (−2.4, −1.24)
VAS 评分——热敷	180 (3 RCTs)	⊕○○○ 很低 [a,c,d]	平均 6.59 分	降低 3.4 (−5.51, −1.29)
VAS 评分——中药浴	304 (4 RCTs)	⊕⊕○○ 低 [a,c]	平均 3.43 分	降低 1.37 (−1.6, −1.15)

续表

结局指标	患者数（研究数）	证据质量（GRADE）	绝对效应	
			康复训练	外用中药＋康复与康复比较（95% CI）
VAS 评分——外敷	90（2 RCTs）	⊕○○○ 很低 [a,c,d]	平均 4.29 分	降低 1.73（−3.01，−0.45）
不良事件	（1 RCT）	该研究中未观察到不良事件的发生		

说明：

a. 受试者及研究人员未设置盲法

b. 存在较大统计学异质性

c. 样本量不足限制了结果的准确性

d. 可能存在实质性统计学异质性

相关研究参考文献：

FMA 评分：H41，H42，H47，H49，H52，H53，H60，H62，H64，H65，H66，H69，H71

FMA 评分——熏蒸：H52，H60，H62，H64~H66

FMA 评分——中药浴：H42，H47，H49，H53

FMA 评分——热敷：H69，H70

FMA 评分——外敷：H41

日常生活的能力：H41，H49，H59，H71

日常生活的能力——热敷：H59，H71

日常生活的能力——中药浴：H49

日常生活的能力——外敷：H41

VAS 评分：H40，H41，H43，H47，H53，H52，H60，H62，H64，H65，H66，H70，H72

VAS 评分——熏蒸：H60，H62，H65，H66

VAS 评分——热敷：H57，H70，H72

VAS 评分——中药浴：H43，H47，H52，H53

VAS 评分——外敷：H40，H41

不良事件：H53

单个外用方剂的随机对照试验证据

没有研究报道使用相同的方剂，也没有研究报道相同的结局指标，因此，我们未能对单一方剂进行 Meta 分析。没有研究报道的方剂与第二章提及的常用方剂相同。

治疗中风后肩 - 手综合征性阳结果 Meta 分析的常用外用中药总结

我们按外用中药的类型（熏蒸疗法或中药热敷）和 Meta 分析中肩 - 手综合征的相关结局指标（FMA 评分、BI 或 MBI 评分、VAS 评分或 NRS 评分），对阳性 Meta 分析中的外用中药进行总结。仅有两项中药外敷研究（H40，H41）在 Meta 分析的 VAS 评分上，显示支持使用中药外敷结果，因此也被纳入频次计算中。由于中药浴研究的 Meta 分析的结果未显示，因此其方药不纳入此次频次计算。常用的外用中药包括红花、当归、乳香、没药、桂枝、桑枝、伸筋草、地龙、透骨草，具体见表 5-18。

表 5-18　治疗中风后肩 - 手综合征阳性结果 Meta 分析的常用外用中药

结局指标	Meta 分析数目	研究数目	中药	学名	使用该草药的研究数目
FMA 评分	1	13	红花	*Carthamus tinctorius* L.	8
			伸筋草	*Lycopodium japonicum* Thunb.	5
			当归	*Angelica sinensis*（Oliv.）Diels	5
			桂枝	*Cinnamomum cassia* Presl	5
			桑枝	*Morus alba* L.	5
			乳香	*Boswellia carterii* Birdw./*Boswellia bhaw-dajiana* Birdw.	5
			没药	*Commiphora myrrha* Engl./*Commiphora molmol* Engl	4
			透骨草	Herba Clematidis Intricatae	4
			川芎	*Ligusticum chuangxiong* Hort.	4
			地龙	*Pheretima aspergillum*（E.Perrier）/*Pheretima vulgaris* Chen/*Pheretima guillelmi*（Michaelsen）	4
日常生活活动能力	1	4	红花	*Carthamus tinctorius* L.	2
VAS 评分或 NRS 评分	2		红花	*Carthamus tinctorius* L.	10
			乳香	*Boswellia carterii* Birdw./*Boswellia bhaw-dajiana* Birdw.	7
			没药	*Commiphora myrrha* Engl./*Commiphora molmol* Engl	7
			桂枝	*Cinnamomum cassia* Presl	6
			桑枝	*Morus alba* L.	6

续表

结局指标	Meta 分析数目	研究数目	中药	学名	使用该草药的研究数目
VAS 评分或 NRS 评分			伸筋草	*Lycopodium japonicum* Thunb.	5
			透骨草	Herba Clematidis Intricatae	5
			地龙	*Pheretima aspergillum*（E.Perrier）/ *Pheretima vulgaris* Chen/*Phere-tima guillelmi*（Michaelsen）	5
			当归	*Angelica sinensis*（Oliv.）Diels	5
			黄芪	*Astragalus membranaceus*（Fisch.）Bge.var. *mongholicus*（Bge.）Hsiao/ *Astragalus mem-branaceus*（Fisch.）Bge.	5

2. 外用中药的非随机对照试验

仅有 1 项非随机对照临床试验评价（H74）外用中药治疗肩 - 手综合征。这项研究并未报道使用的方剂名,也未报道其治疗的证型,其方剂的具体组成（红花、草乌、川乌、当归、川芎、桑枝、桂枝）。其方剂被用于沐浴治疗,每次 45 分钟,共持续 10 天。这项研究的结果显示,与对照组（$n=10$）相比,外用中药组（$n=20$）在 VAS 评分、FMA 评分和日常生活活动能力等方面未见更佳的疗效,但这一结果可能是由于其样本量较小所致。

3. 外用中药的无对照研究

6 项共纳入 245 例受试者的研究（H75~H80）使用外用中药治疗肩 - 手综合征,且所有研究的干预措施都包括了运动训练,并且均无不良反应的报道。其中 2 项研究（H75,H80）同时使用了电刺激疗法。其中,中药熏蒸疗法 3 项研究（H76,H77,H79）,中药浴疗法 2 项研究（H75,H78）及中药外敷疗法 1 项研究（H80）。研究中提到的具体方剂名有舒筋活络洗剂、四黄水蜜。常用的中药包括桂枝、红花、没药、乳香等,具体见表 5-19。

表 5-19　无对照研究中常用的中药

常用中药	学名	研究数目
桂枝	*Cinnamomum cassia* Presl	5
红花	*Carthamus tinctorius* L.	4

续表

常用中药	学名	研究数目
没药	*Commiphora myrrha* Engl./*Commiphora molmol* Engl.	4
细辛	*Asarum heterotropoides* Fr.Schmidt var.*mandshuricum*（Maxim）Kitag./*Asarum sieboldii* Miq.var.*seoulense* Nakai/*Asarum sieboldii* Miq.	4
乳香	*Boswellia carterii* Birdw./*Boswellia bhaw-dajiana* Birdw.	3
透骨草	Herba Clematidis Intricatae	3
川芎	*Ligusticum chuangxiong* Hort.	2
当归	*Angelica sinensis*（Oliv.）Diels	2
地龙	*Pheretima aspergillum*（E.Perrier）/*Pheretima vulgaris* Chen/*Pheretima guillelmi*（Michaelsen）/*Pheretima pectinifera* Michaelsen	2
木瓜	*Chaenomeles speciosa*（Sweet）Nakai	2
伸筋草	*Lycopodium japonicum* Thunb.	2

（三）口服联合外用中药治疗中风后肩-手综合征

仅有 4 项随机对照试验评价了联合口服及外用中药治疗肩-手综合征的效果。

口服联合外用中药的随机对照试验

4 项共纳入 428 例受试者的研究（H37,H81~H83）比较了单纯常规治疗与口服联合外用中药治疗的疗效。除了 1 项研究（H82）在中药干预组（$n=40$）和对照组（$n=40$）均使用了星状神经节阻滞术，其余研究的干预措施均为中药联合康复训练。

所有纳入研究报道的外用中药均不一致。仅有 1 项研究（H83）报道了方剂名（口服：豨莶通络方，外用：豨莶通络液）。这些研究使用了不同类型的中药外用法：中药外敷（H81）、中药热敷（H82）及中药沐浴（H83）。

共有 3 项研究（H37,H81,H83）报道了中医辨证分型，其中痰瘀互结最常见。

偏倚风险

两项研究（H81,H83）因为使用了随机数字表而在随机序列产生上被评为低偏倚风险。而另外两项研究（H37,H82）则因为描述不充分而被评为不清楚偏倚风险。所有研究在分配方案隐藏方面均被评为不清楚偏倚风险，而均在受试者和研究者盲法方面被评为高偏倚风险。由于未提供充足信息,所有 4 项研究在结局评价者盲法方面均被评为不清楚偏倚风险。在不完全数据方面,所有研究均被评为低偏倚风险。而在选择性结局报道上,所有研究均因无提前发表的研究计划而均被评为不清楚偏倚风险。

疗效评价指标

有 1 项研究(H37)未报道任何结局数据。其余 3 项研究都对 FMA 评分和 VAS 评分有报道,且其中 1 项研究(H83)还同时报道了日常生活的能力。

口服联合外用中药治疗中风后肩 - 手综合征的疗效

研究结果显示,口服联合外用中药和康复训练与单纯的康复训练相比,可改善患者的 FMA 评分(MD:8.39［7.20,9.58］,I^2=0%),及改善疼痛症状(MD:−1.70［−3.02,−0.39］,I^2=98%),具体见表 5-20。

表 5-20　口服联合外用中药 + 康复训练 vs 康复训练治疗中风后肩 - 手综合征

干预措施	对照措施	结局指标	研究数目	样本量	效应量 MD/RR［95% CI］	I^2%	纳入研究
联合口服及外用中药治疗与药物治疗	药物治疗	FMA 评分	3	230	MD:8.39［7.20,9.58］*	0	H81~H83
		VAS 评分	3	230	MD:−1.70［−3.02,−0.39］*	98	H81~H83

注:* 有统计学差异。

五、中药的安全性

3 项关于口服中药的研究对不良事件进行了报道。其中两项纳入 154 例受试者的研究(H22,H28)报道未见不良反应。另 1 项纳入 71 例受试者的研究(H26)则报道了在中药干预组未见不良反应的发生,但在对照组出现了 2 例胃肠不适的病例。

两项关于外用中药的研究(H7,H53)对不良反应进行了观察记录,研究中发现了不良反应。

1 项关于联合口服及外用中药的研究(H83)也收集了不良反应的数据,

研究中未发现不良反应。

没有任何1项无对照研究或非随机对照试验对不良反应的细节进行报道。

六、国外应用受限的其他中药疗法

有1项纳入60例受试者的研究(H84)报道采用丹参注射液在臂丛神经注射治疗中风后肩-手综合征,研究显示经过30天的治疗,丹参注射液联合康复训练与单纯康复训练比较可改善患者的VAS评分(MD:-2.68[-3.53,-1.83])。该研究提到治疗组有1例臂丛导管脱出,重新插入导管,未见其他不良反应。

七、常用方药临床研究证据汇总

本书的第二章列出了指南及教科书推荐的常用于中风的中药,外用中药多采用熏洗的方法治疗瘫痪侧肢体。本章梳理的临床研究评价了外用中药药浴、热敷、熏蒸及外敷的疗效。但是,其中大部分研究并未提供其使用的方剂名。补阳还五汤是指南或专著中推荐的治疗中风后肢体并发症的常用口服方剂,该方同时也是纳入口服中药相关研究中最常用的方剂。但是,仅纳入两项研究的Meta分析结果显示,加用这些疗法并不能在改善VAS评分上有额外获益。需要指出的是,在临床试验中有较少的研究会提及具体的方剂,因此我们对常用的中药进行了频次分析,治疗中风后肩关节并发症最常用的是活血通络止痛类的中药(包括红花、当归、川芎、赤芍和桃仁,以及外用的川乌、草乌等)。

八、中药临床研究证据汇总

在中风后三种常见的肩部并发症中,肩-手综合征是中药研究报道最多的一种,仅有少量研究报道了肩痛和肩关节半脱位。通过系统的文献梳理发现,口服和外用中药很可能有益于这一阶段的治疗,特别是联合目前的常规康复训练方法。研究中评价最多的是外用中药,疗程则从 10 天到 3 个月不等。因为大多数研究选择了类似的治疗原则和中药,中医辨证很少被提及。通过对纳入方剂的频次分析,我们总结出活血通络止痛药最为常用。具体的结果汇总如下:

1. 中医证型

口服及外用中药治疗中风后肩关节并发症的研究中,很少提及中医证型,仅有部分口服中药联合外用中药治疗肩 - 手综合征的研究中提及了痰瘀互结的证型。

2. 纳入研究的质量

仅有少量研究报道了正确的随机序列产生方法,所有的研究均未对受试者、研究者及结局评价者设盲,研究的方法细节介绍不足,研究结果可能受到潜在偏倚的影响。

3. 证据质量及总结

• 肩关节半脱位

较少的研究证据显示中药外用(中药熏蒸和中药热敷)疗法可改善 FMA 评分(14.85 分)、BI 或 MBI 评分(10.20 分)、疼痛评分(1.20 分),疗程为 30 天,证据级别为低级。常用的中药包括牛膝、红花、川芎、伸筋草。

• 肩痛

多个研究的合并结果显示,中药外用联合康复训练可改善中风后肩痛患者的 FMA 评分(7.59 分)、BI 或 MBI 评分(8.89 分),降低患者的疼痛(1.54 分),平均治疗疗程为 23 天,证据质量为低到极低。Meta 分析结果显示疗效较好的常用中药包括川芎、红花、威灵仙、透骨草、赤芍、当归、桂枝。临床上具体外用方剂的报道较少,具有活血通络止痛作用的骨刺消痛液证据有限。

• 肩 - 手综合征

目前纳入的中药治疗中风后肩关节并发症的证据以肩 - 手综合征为主。

口服中药

➢ 口服中药联合康复训练可提高患者的 FMA 评分(7.17 分),BI 或 MBI 评分(4.73 分),同时可缓解患者疼痛症状(1.71 分),平均疗程为 4 周,证据质量低级,Meta 分析显示疗效较好的常用中药包括地龙、白芍、川芎、当归、桂枝。

> 较少的研究报道了具体方剂治疗中风后肩 - 手综合征的疗效,补气化痰通络方可改善患者的 FMA 评分(4.14 分),自拟通络活血汤可降低 VAS 评分(1.35 分),黄芪桂枝五物汤可提高患者的 FMA 评分(5.76 分)、BI 或 MBI 评分(4.50 分) 及降低 VAS 评分(3.30 分),证据质量极低。

外用中药

> 外用中药联合康复训练与单纯的康复训练比较可改善患者的 FMA 评分(7.27 分),VAS 评分(1.92 分),以及 BI 或 MBI 评分(12.75 分),平均疗程为 3 周,证据质量低或极低。Meta 分析显示疗效较好的常用中药包括红花、当归、乳香、没药、桂枝、桑枝、伸筋草、地龙、透骨草。

> 中药熏蒸联合康复训练可提高患者的 FMA 评分(7.48 分),降低 VAS 评分(1.82 分),证据质量极低。

> 中药热敷联合康复训练可改善患者的 FMA 运动评分(4.55 分),VAS 评分(3.40 分),以及 BI 或 MBI 评分(9.01 分),证据质量低或极低。

> 中药浴联合康复训练可改善患者的疼痛症状(1.37 分),提高 BI 或 MBI 评分(19.9 分),证据质量低。

> 中药外敷联合康复训练可改善患者的 FMA 评分(12.98 分),VAS 评分(1.73 分),以及 BI 或 MBI 评分(14.6 分),证据质量低或极低。

口服联合外用中药

> 口服联合外用中药及康复训练与单纯的康复训练比较,可改善患者的 FMA 评分(8.39 分),及改善疼痛症状(1.70 分)。

4. 安全性

口服及外用中药治疗中风后肩关节并发症的研究中未发现明显的不良反应,中药的耐受良好。

针对目前中风后肩关节并发症的结局指标临床意义的研究,研究中提示对上肢运动功能 FMA 评分的改善基本达到了临床意义的差值[2]。川芎、红花、当归、桂枝、鸡血藤、桑枝,这些中药作为口服和外用药物均对中风后肩关节并发症可能有积极作用。医师在为中风后肩关节并发症患者治疗时，可考虑使用这些中药。基于纳入研究对安全性报道信息，我们可认为中药治疗中风后肩关节并发症是安全的。

在纳入的临床研究中，有效率是最常被报道的结局指标。但因为缺乏统一的计算标准，解释这些结果仍较困难。肩关节并发症与疼痛、患者上肢功能密切相关，也会影响患者的日常活动能力，未来的研究应报道这些结局指标，从不同的角度反映治疗效果。此外，对于肩关节半脱位，可以选择具体测量肩关节病变的肩峰至肱骨头间距的测量结果作为指标。

我们使用 GRADE 方法评估发现，尽管在常规康复上联用局部的中药治疗对上述三个并发症都有明显获益，但是，这些证据质量均被评为低或极低。原因可能主要是研究设计未使用盲法、统计学异质性及样本量不足等。

总之，目前研究证据支持中药用于治疗中风后肩关节并发症的治疗，尤其是外用中药。临床实践可以考虑在康复训练的基础上，联合中药沐浴、熏蒸、热敷或中药外敷治疗中风后肩关节并发症。

参 考 文 献

［1］ PERRIN M L, RAMELET A A. Pharmacological treatment of primary chronic venous disease: rationale, results and unanswered questions [J]. Eur J Vasc Endovasc Surg, 2011, 41 (1): 117-125.

［2］ 陈瑞全，吴建贤，沈显山．中文版 Fugl-Meyer 运动功能评定量表的最小临床意义变化值的研究 [J]. 安徽医科大学学报，2015, 50 (4): 519-521.

纳入研究的参考文献

研究序号	参考文献
H1	黄开学，杨芳，张宗美，等．运动疗法联合中药熏蒸治疗脑卒中肩关节半脱位［J］．中国康复，2012, 27（1）:9-11.
H2	覃素娟，黎敏平．中药烫疗联合早期康复治疗脑卒中肩关节半脱位 37 例［J］．甘肃中医学院学报，2014, 31（3）:53-55.
H3	郭友华，朱乐英，詹乐昌，等．四子散热敷配合康复训练治疗中风后肩痛 30 例疗效观察［J］．新中医，2013, 45（9）:130-131.

研究序号	参考文献
H4	杨雅琴.综合康复治疗脑卒中后肩关节半脱位的疗效观察［J］.中华中医学杂志,2008,32(2):109-110.
H5	陈德仁.身痛逐瘀汤加减配合康复训练治疗脑卒中后肩痛35例临床观察［J］.中国疗养医学,2011,20(10):883-884.
H6	洪敏巧,李灵萍,李秀彬.中药包热敷配合康复训练治疗脑卒中后肩痛的疗效观察［J］.浙江中医杂志,2012,47(5):328.
H7	刘新,戚小航,吴昊,等.综合康复训练治疗偏瘫后肩痛的临床观察［J］.中国中医急症,2015,24(4):720-722.
H8	陈健云,张国庆,周湘明,等.中药熏蒸结合Bobath疗法治疗脑卒中偏瘫后肩痛疗效观察［J］.苏州大学学报·医学版,2012,32(2):267-268.
H9	郭静华,王艳华.骨刺消痛液热敷联合中频电及运动疗法治疗脑卒中后肩痛疗效观察［J］.现代中西医结合杂志,2012,21(27):2998-2999.
H10	吴春苗.中药湿热敷配合综合康复治疗中风后偏瘫肩痛的病例观察［J］.中国现代医生,2012,50(19):80-82.
H11	佟飞.中药溻渍治疗卒中偏瘫后肩痛32例疗效观察［J］.河北中医,2013,35(3):351-352.
H12	王康锋,杨军.中药透皮给药结合康复促通技术治疗卒中后肩痛疗效观察［J］.中国中医药信息杂志,2013,20(9):68-69.
H13	杨军,王康锋.中药透皮给药结合康复促通技术治疗卒中后肩痛疗效观察［J］.山东中医杂志,2013,(9):626-627.
H14	彭银英,朱乐英.中药局部熏蒸治疗偏瘫肩痛的临床疗效观察［J］.广州中医药大学学报,2013,30(1):16-18.
H15	张忠霞,张学玲,高汉义.中药熏洗加运动疗法治疗脑卒中偏瘫后肩痛疗效观察［J］.山东医药,2011,51(33):98-99.
H16	赵英,王晓敏.中药熏蒸加Bobath运动疗法治疗偏瘫性肩痛疗效观察［J］.内蒙古中医药,2005,24(6):23-24.
H17	陈宗华,黄宗菊,肖慈丽,等.中药熏蒸配合运动疗法治疗偏瘫后肩痛临床研究［J］.实用中医药杂志,2013,29(2):80-81.
H18	杨丽.中药熨烫配合康复训练治疗脑卒中肩关节疼痛效果观察［J］.湖北中医杂志,2015,37(2):47-48.

续表

研究序号	参考文献
H19	高小溪.综合康复治疗脑卒中后肩痛40例疗效观察[J].中国冶金工业医学杂志,2011,28(1):60-61.
H20	左永发,韩淑凯,张宝昌.补气化痰通络法结合康复疗法治疗脑卒中后Ⅰ期肩手综合征临床观察[J].中国中医急症,2010,19(4):555,571.
H21	孟长君,李春华,王德生,等.补阳还五汤合五苓散配合康复治疗卒中后肩-手综合征临床观察[J].中国中医急症,2009,(6):872-873.
H22	柳淑青.补阳还五汤加味治疗卒中后肩-手综合征疗效观察[J].四川中医,2011,29(11):81-82.
H23	唐武,李庆.傅青主两臂肩膊痛方加减治疗卒中后肩-手综合征36例临床观察[J].中医药导报,2013,19(3):49-50.
H24	贾爱明,胡文梅,张红,等.加味补阳还五汤联合康复训练对脑卒中后急性期肩手综合征的疗效[J].广东医学,2013,34(12):1933-1935.
H25	薛艺东.加味补阳还五汤配合神经功能康复训练治疗卒中后肩手综合征[J].中西医结合心脑血管病杂志,2008,6(5):621-622.
H26	段红莉,王雅娟,刘玉洁.芍药甘草汤加减治疗卒中后肩-手综合征36例[J].陕西中医,2009,30(9):1160-1161.
H27	李文杰,张方.通络活血汤加康复训练治疗中风后肩手综合征60例[J].实用中西医结合临床,2009,9(2):15-16.
H28	许幸仪,黄坚红,黄德弘,等.益肾解痉汤联合常规康复疗法治疗脑卒中后肩-手综合征30例临床观察[J].中医杂志,2013,54(23):2012-2014,2045.
H29	杨伟红,杨光福,韩淑凯.针药结合治疗脑卒中后肩手综合征疗效观察[J].中国中医急症,2011,20(9):1404-1405,1412.
H30	张燕龙,张方.中西医结合及康复训练治疗中风后肩手综合征60例[J].中国中医急症,2011,20(9):1473-1474.
H31	陆树列.中西医结合及康复训练综合治疗中风后肩手综合征疗效观察[J].亚太传统医药,2013,(4):80-81.
H32	占戈,田园.中西医结合治疗脑卒中后肩手综合征Ⅰ期的临床观察[J].北京中医,2007,26(9):589-591.
H33	高震.中药配合康复疗法治疗脑卒中后肩手综合征疗效观察[J].实用中医药杂志,2008,(1):6.

研究序号	参考文献
H34	陈德仁.中药配合康复训练治疗脑卒中后肩-手综合征30例临床观察[J].中国疗养医学,2012,21(3):205-206.
H35	王雷,孙波.自拟培土舒痛汤对Ⅰ期肩-手综合征临床疗效观察[J].光明中医,2011,26(12):2437-2438.
H36	陈建勇,李华,黎京京.综合治疗中风偏瘫后肩手综合征35例临床观察[J].湖南中医杂志,2014,(3):40-41.
H37	王著敏,金杰,王荣珠.分期辨治脑卒中后肩手综合征100例[J].现代中医药,2006,26(5):15-16.
H38	杨进,马勇.益肾蠲痹汤治疗脑卒中后肩手综合征26例[J].河南中医,2012,32(5):610-611.
H39	郭知学,李欧,周来法,等.中西医结合治疗脑卒中后肩手综合征[J].现代中西医结合杂志,2008,17(24):3813-3814.
H40	陈晓枫,赖靖慧,程熙,等.加味金黄散配合康复训练治疗中风后肩手综合征的临床随机对照试验[J].内蒙古中医药,2014,33(32):10-11.
H41	张航,陈默,支英豪,等.金黄膏外敷配合康复训练治疗脑卒中肩手综合征30例[J].中国中医急症,2010,19(4):676-677.
H42	陈艳军,安文灿,金莉.康复功能训练配合中药泡洗治疗中风病肩手综合征50例观察[J].实用中医药杂志,2015,31(3):193-194.
H43	郭友华,陈红霞,杨志敬,等.冷热中药交替浸浴疗法结合康复训练治疗脑卒中后肩手综合征的疗效观察[J].中华物理医学与康复杂志,2011,33(4):303-304.
H44	刘惠惠.冷热中药交替浸浴疗法结合康复训练治疗脑卒中后肩手综合征的效果分析[J].中外医疗,2013,32(24):139-140.
H45	耿润华,范传廷.脑卒中后肩手综合征早期疼痛中西医康复的临床研究[J].中华实用中西医杂志,2005,18(3):334-335.
H46	余恒旺,崔美莲,梁思杰,等.舒筋活络散治疗脑卒中后肩手综合征临床观察[J].中国中医急症,2006,15(9):942-943.
H47	朱乐英,彭银英.舒筋活络洗剂浸浴治疗中风后肩手综合征26例疗效观察[J].新中医,2009,41(2):57-58.
H48	吴海科,顾卫,谭峰,等.舒筋洗药治疗脑卒中后肩手综合征42例[J].中医外治杂志,2004,13(6):11.

研究序号	参考文献
H49	包艳,刘海兰,周晓燕,等.五苓散冷热浸泡结合康复训练对脑卒中后肩手综合征患者的影响[J].护士进修杂志,2013,28(24):2269-2270.
H50	邹丽萍,林娟.五子散结合电脑中频治疗肩手综合征效果观察[J].中国中医药咨讯,2011,3(23):135.
H51	李玉岭,闫国庆.药浴结合运动疗法治疗脑卒中后肩-手综合征疗效分析[J].中西医结合心脑血管病杂志,2007,5(1):75.
H52	阙建兰,边雪梅,裘涛,等.中药局部加压熏蒸治疗肩手综合征40例临床观察[J].中医杂志,2012,53(12):1035-1037.
H53	朱坚,许建平.中药泡洗联合康复训练治疗中风恢复期肩手综合征临床观察[J].中国中医急症,2015,24(2):363-365.
H54	朱宏勋,邹忆怀.中药泡洗治疗脑卒中后肩-手综合征的临床疗效观察[J].中国康复医学杂志,2008,23(9):845-846.
H55	赵超蓉,郑超英,周芸,等.中药泡洗治疗中风病恢复期肩手综合征疗效观察[J].中国中医急症,2014,23(1):39-41.
H56	安国英,闫文革.中药热敷联合空气波压力治疗仪治疗脑卒中后肩手综合征的疗效观察[J].中华中医药杂志,2012,27(8):2118-2119.
H57	郭健,刘娇.中药热奄包配合康复训练治疗卒中后肩手综合征的疗效观察[J].中医临床研究,2011,3(20):13-14.
H58	吕畅.中药湿热敷配合康复训练治疗肩手综合征的疗效观察[J].内蒙古中医药,2013,32(35):39.
H59	韦华军.中药穴位热敷疗法治疗脑卒中后肩手综合征[J].中国社区医师·医学专业,2010,(3):85-86.
H60	王艳昕,蔡永亮,许珍晶,等.中药熏洗和肩封治疗中风后肩手综合征48例[J].中医药临床杂志,2011,23(12):1075-1077.
H61	杨军,孙灵芝.中药熏洗结合促通技术治疗脑卒中后肩-手综合征60例[J].中国医药导报,2011,8(3):83-84.
H62	高广林.中药熏洗结合康复训练治疗肩手综合征60例临床观察[J].中国社区医师·医学专业,2013,(10):225-226.
H63	徐素美,张超.中药熏蒸辅治脑梗死后肩手综合征[J].浙江中西医结合杂志,2011,21(7):500-501.
H64	马振宇,吴赞杨.中药熏蒸结合pnf技术治疗脑卒中后肩手综合征Ⅰ期疗效观察[J].浙江中西医结合杂志,2013,23(8):623-625.

研究序号	参考文献
H65	林任,陈丽丽.中药熏蒸联合肢体康复训练对脑梗死后肩手综合征患者疼痛、水肿及肩手功能活动的影响[J].河南中医,2014,34(7):1282-1283.
H66	秦剑剑,秦德宝,闫玮娟,等.中药熏蒸疗法治疗脑卒中肩手综合征的临床疗效观察[J].中国疗养医学,2014,23(9):806-807.
H67	涂颖廷,李丰兰,王长青.中药熏蒸治疗中风后肩手综合征23例[J].中医外治杂志,2010,19(5):22-23.
H68	贺青涛.中药药熨结合康复训练治疗脑卒中后肩手综合征的临床观察[J].按摩与康复医学,2011,2(5):200-201.
H69	罗彩花,贺青涛,聂斌,等.中药熨结合康复训练干预脑卒中后肩手综合征的临床研究[J].中西医结合心脑血管病杂志,2008,6(8):907-909.
H70	龙美丽.中药熨烫联合早期功能锻炼对中风后肩手综合征的效果[J].护理实践与研究,2013,10(12):25-26.
H71	谭璐璐,陈兴华."通络Ⅰ方"辨证取穴烫熨治疗脑梗死后肩手综合征Ⅰ期临床疗效[J].辽宁中医杂志,2015,42(3):526-528.
H72	林琴.红花酒精涂擦结合十一方药渣熨治疗中风后肩手综合征30例[J].中医外治杂志,2014,23(4):20-21.
H73	王瑞平.三联疗法治疗脑卒中后肩-手综合征的临床疗效观察[J].中国实用神经疾病杂志,2012,15(18):54-55.
H74	朱宏勋.中药泡洗结合功能训练对脑卒中后肩-手综合征的临床研究[D].北京:北京中医药大学,2003.
H75	詹乐昌,陈红霞,谢仁明,等.中西医结合康复治疗中风后肩手综合征40例疗效观察[J].中华中医药学刊,2010,28(12):2526-2527.
H76	潘德祥,张雯,金海涛.中药熏洗治疗脑卒中后肩手综合征80例[J].中医外治杂志,2010,19(1):32-33.
H77	芦玉莲,陈文卫.中药薰蒸配合运动疗法治疗脑卒中后肩手综合征36例分析[J].中国现代医药杂志,2007,9(12):105-106.
H78	刘玉香,黄宝琴,何丽卿.脑卒中后肩手综合征中医药综合康复护理体会[J].中华临床医学研究杂志,2005,11(12):1752-1753.
H79	张颖,沈俊,王毓雯.中药熏蒸结合运动疗法治疗早期肩手综合症临床观察[J].中华临床医学研究杂志,2006,12(20):2706.
H80	袁威,赵振.综合疗法治疗脑卒中后肩手综合征38例疗效观察[J].国医论坛,2010,25(6):27-28.

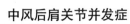

续表

研究序号	参考文献
H81	王春霞.温阳通络法治疗中风后肩手综合征90例临床研究［J］.中国实用医药,2013,8(6):169-170.
H82	王红燕.星状神经节阻滞联合中药治疗肩手综合征40例［J］.心血管病防治知识(学术版),2011,(1):34-35.
H83	赵欣.中药内外并治脑卒中后肩手综合征的临床疗效观察［D］.长沙:湖南中医药大学,2013.
H84	杨代和,林菊珊,张俐.丹参注射液臂丛神经治疗肩手综合征的临床观察［J］.中国康复医学杂志,2011,26(2):172-173.

第六章　常用中药的药理研究

导语：中药对中风后肩关节并发症的治疗作用主要是由于其所包含的化学有效成分的活性。本章系统回顾了现有的的试验证据，以解释随机临床试验中 10 种最常用的治疗中风后肩关节并发症中药的可能药理作用机制。

中药可通过其有效成分发挥各种生物学作用。临床试验用于评估中药的有效性和安全性，然而，临床试验通常未探讨中药的药理作用机制，实验研究通常通过体内研究和体外研究来探讨中药的潜在作用机制。

第五章已对中药治疗中风后肩关节并发症进行频数分析，本章拟对 10 种最常用中药的药理作用进行综述，包括细胞实验和动物实验。最常用的中药是：红花、桂枝、当归、川芎、透骨草、木瓜、黄芪、白芍、桑枝、桃仁、伸筋草。除透骨草和伸筋草通常用于外敷外，其他药物既可外敷，也可口服。本章为临床试验阳性结果的生物合理性提供了可能的解释。

一、红花

红花（*Carthamus tinctorius* L.），主要由醌式查尔酮类化合物、黄酮类、生物碱、聚乙炔、芳香葡萄糖苷和有机酸组成[1]。醌式查尔酮类化合物和黄酮类化合物被认为是红花最具特色的活性成分，文献报道醌式查尔酮类化合物羟基红花黄色素 A（hydroxysafflor yellow A，HSYA）和黄酮类化合物山奈酚为主要生物活性物质[2,3]。

红花的提取物已经被证实具有抗炎作用，表现在红花的提取物可在细菌脂多糖（lipopolysaccharide，LPS）激活的巨噬细胞中诱导血红素加氧酶 -1（heme oxygenase-1，HO-1）产生，从而抑制诱导型一氧化氮合酶（inducible nitric oxide synthase,iNOS)和环氧合酶-2(cyclooxygenase-2,COX-2),减少一氧化氮(nitric oxide,NO)和前列腺素E_2(prostaglandin E_2,PGE_2)的产生。红花提取物还可以降低核转录因子(NF-kappaB,NF-κB)结合荧光酶的活性,以及抑制肿瘤坏死因子α(tumor necrosis factor,TNF-α)介导的血管细胞黏附分子1(vascular cell adhesion molecule-1,VCAM-1)表达[4],此作用机制可以减少肩关节局部的周围损伤,红花提取物被证实对中风病灶有神经保护的作用。

在C6胶质细胞凋亡模式中,红花提取物通过提高羟基和1,1-二苯基苦基苯肼(1,1-diphenyl-2-picrylhydrazyl,DPPH)自由基的清除率来抑制细胞凋亡。红花提取物在小鼠大脑进一步降低了丙二醛(malondialdehyde,MDA)的形成,并在小鼠大脑皮层注射三氯化铁溶液后,其可抑制硫酸巴比妥酸反应物质和8-羟基-2′-脱氧鸟苷(8-hydroxy-2′-deoxyguanosine,8-OHdG)的增加[5]。

对于血液流变异常的小鼠和大鼠模型,红花提取物可抑制血栓形成,并且当联合氯吡格雷使用时,可降低整体静脉血栓重量和延长凝血酶原时间。在肺栓塞模型中,红花提取物还可以减少注射了胶原蛋白和肾上腺素的动物的麻痹程度[6]。

对于异丙肾上腺素诱导的缺血性大鼠模型,人工红花提取物能减少血清中的白介素-6(interleukin-6,IL-6)和TNF-α,以及抑制凋亡蛋白BAX(Bcl-2-associated X protein,BAX)表达从而起到抗炎作用[7]。

红花提取物中有一种被称为红花黄色素,是常见的食品颜色和香味添加剂,实验证据表明其与中风康复密切相关[8]。在冰水中对大鼠注射肾上腺素的研究表明,红花黄色素能抑制血液黏度的增加和红细胞聚集,这种作用表现为剂量依赖型,通过延迟凝血酶原作用时间,减少血细胞比容、血小板聚集[9]。在细菌脂多糖激活巨噬细胞情况下,红花黄色素可以抑制NO、PGE_2和白介素-1β(interleukin-1β,IL-1β)的释放,其机制可能是通过抑制iNOS和COX-2的表达,但并未抑制NF-κB的磷酸化[10]。

羟基红花黄色素A也具有保护细胞和抗血小板活性的作用。细胞保护作用表现在它能通过抑制细胞凋亡、上调Bcl-2/Bax的比率及增加血管内皮生长因子(vascular endothelial growth factor,VEGF)蛋白表达的浓度来提高缺氧大鼠模型内皮细胞的存活率[11]。这种作用可通过减少脑梗死面积和抑制谷氨酸暴露的神经元损伤,从而改善中风后脑组织的损伤[12]。脑损伤大鼠的研究表明,羟基红花黄色素 A 神经保护潜能是通过抑制内皮型一氧化氮合酶(endothelial nitric oxide synthase,eNOS)mRNA 及其蛋白表达的降低来抑制神经细胞凋亡和减轻神经症状[13]。

羟基红花黄色素 A 在其抗血小板活性实验中可以抑制兔血小板和中性粒细胞的聚集[14]。

红花成分具有一定的抗氧化成分和抗炎活性。在缺血型豚鼠模型中,N-(对香豆酰基)5-羟色胺可提高 NO 水平从而增加抗氧化活性和保护心肌功能[15]。3β-O-[β-D-吡喃木糖基(1→3)-O-β-D-吡喃半乳糖基]-12-烯-28-酸-28-O-α-L-吡喃鼠李糖苷这种皂苷可减少角叉菜聚糖诱导的大鼠水肿爪的体积,但机制目前尚不清楚[16]。

二、桂枝

桂枝常见的来源包括以下这些:樟属樟树(*Cinnamomum cassia* Presl),樟属柴桂(*Cinnamomum tamala*)和樟属阴香(*Cinnamomum burmannii*)[17]。主要成分是芳香族化合物、二萜类化合物和多酚,而肉桂酸、肉桂醛、苯甲酸、肉桂醇、香豆素通常被认为是其生物标志物[17,18]。

已有采用桂枝的二甲亚砜提取物对肌营养不良患者的皮肤纤维芽细胞(skin glandular bud cell,NB1RGB)进行研究[19]。胶原蛋白含有大量的基质,在合成肌酸和肌肉生长中有重要作用,并且已被证明可改善肌肉力量[20,21]。研究表明,桂枝提取物通过增加胰岛素样生长因子 1(type-1 insulin like growth factor,IGF-1)受体及包括胰岛素受体底物-1 和细胞外调节蛋白激酶 1/2(extracellular regulated kinase,ERK 1/2)的下游信号分子的磷酸化,来增加胶原蛋白的产生[19]。

脂多糖刺激小鼠腹腔巨噬细胞的研究表明,肉桂醛可作为 NO 合成的有效抑制剂[22]。在小鼠大脑中动脉闭塞模型中,肉桂醛可减少神经功能缺损评分、神经水肿和梗死体积。其机制是通过减弱 Toll 样受体 4(Toll like receptors 4,TLR4)、TNF-α 和 NF-κB 的活化,从而抑制 TNF-α、IL-1β、趋化因子配体 2［chemokine（C-C motif）ligand 2，CCL2］和内皮细胞白细胞黏附分子 -1（endothelial-leukocyte adhesion molecule-1，ELAM-1）的增加，因此可减少缺血性白细胞的浸润[23]。在 LPS 诱导的 BV-2 小胶质细胞的类似研究中，显示其降低了 iNOS 和 COX-2 蛋白的表达水平及抑制了 NF-κB p65 and NF-κB p50 的核转位[24]。虽然没有证明对小鼠耳诱导炎症和细胞浸润的局部效果具有治疗性，但是可能是通过瞬时受体电位阳离子通道的刺激（transient receptor potential cation channel，TRPA1）来起作用的[25]。如果局部应用于人体皮肤，这种炎症可能会引起瘙痒反应[26]。

三、当归

当归的主要来源是草本植物当归的根部，主要化学成分是阿魏酸、Z-藁本内酯、丁烯基苯酞内酯、川芎内酯 I、川芎内酯 H、阿魏酸松柏酯[27,28]。

在啮齿类动物的颈动脉闭塞模型中，当归提取物可增强海马神经细胞新生和脑源性神经营养因子（brain-derived neurotrophic factor，BDNF）恢复的表达，以及逆转环腺苷酸 cyclic adenosine monophosphate，cAMP）反应元件结合蛋白（cAMP-responsive element binding protein，CREB）磷酸化的降低[29]。

在大鼠动脉闭塞模型中，阿魏酸通过抑制超氧化物阴离子、减少血管细胞间黏附因子 -1（vascular cell adhesion factor-1，ICAM-1）表达和降低 NF-κB 的方式来减少脑梗死面积和神经功能缺损程度[30]。类似的缺血性研究表明，阿魏酸通过降低半胱天冬酶 Caspase-3 的表达，来减少 ICAM-1 mRNA 的表达水平及减少小胶质细胞和巨噬细胞[31]。近年来缺血性闭塞模型的研究表明，阿魏酸还可以减轻海马神经损伤，增加外周血促红细胞生成素的含量[32]。研究施万细胞在大鼠体内的存活率表明阿魏酸可显著增加施万细胞和提高他们的再生率，同时减少巨噬细胞聚集。显著的缩短潜伏期和加快神经传导速度是这种活动的生理效应，这对周围神经损伤有潜在的治疗作用[33]。这些神经相关活动可能有助于当归提取物发挥神经源性的功效。

除神经保护和抗炎作用外，有研究表明阿魏酸还具有保护心血管的作用。阿魏酸可降低高血压大鼠血浆中血管紧张素 -1- 转化酶（angiotensin-1-

converting enzyme，ACE）的活性，下调与脂质代谢相关基因的 mRNA 表达，降低血浆中总胆固醇和甘油三酯水平，从而使血压降低[34]。这是潜在的预防中风的干预措施。

当归的有效成分藁本内酯可透过血脑屏障[35]。在脑缺血大鼠模型中，藁本内酯能增强认知功能和保护海马神经元[36]。在脑梗死大鼠模型中，藁本内酯能部分降低脑水肿和改善行为缺损[37]。在蛛网膜下腔出血大鼠模型中，也表明藁本内酯可降低脑血管痉挛的发生率和死亡率[38]，这些生理功能的生物学解释可能是通过下调 p53 促凋亡蛋白和 caspase-3 蛋白以减少受损区域中的凋亡细胞。进一步研究表明藁本内酯可能是通过诱导核转录因子红系 2 相关因子 2（nuclear factor-erythroid 2 related factor 2，Nrf2）核转位，上调血红素加氧酶 -1（heme oxygenase-1，HO-1）表达和增强血脑屏障（blood brain barrier permeability，BBB）通透性来发挥作用[38]。在大鼠动脉闭塞模型中，藁本内酯可以防止顶叶皮层、海马区神经元丢失，抑制树突损伤和神经元凋亡，以及抑制星形胶质细胞活化和增殖[39]。

脂肪来源干细胞具有修复中风后受损脑组织的潜力。研究表明，对于移植了脂肪来源干细胞的小鼠，经藁本内酯处理后可以提高移植的疗效[40]。

当归中的丁烯基酞内酯具有血管活性作用。对于在体外培养的小鼠主动脉平滑肌细胞，丁烯基苯酞衍生物已被证实具有抗增殖的作用[41]。在人和兔血小板聚集和释放反应的研究中提示，丁烯基酞内酯可能通过抑制环加氧酶从而抗血小板聚集[42]。在发炎的大鼠脑模型中，LPS 刺激产生的丁烯基苯酞可通过调节慢性小胶质细胞的活化和抑制 NO、TNF-α 和 IL-1β 的产生从而减少海马细胞神经退行性病变[43]。国家药品监督管理局已经批准 DL-3-正丁基苯酞合成物在中国作为中风患者的临床用药。研究表明此类合成的化合物可以减少氧化应激、细胞凋亡可改善记忆和学习障碍[44]。

川芎内酯 I 可以通过大鼠的血脑屏障和打开紧密连接，从而允许其他化合物质渗透进去[45,46]。在大鼠脑梗死模型中，川芎内酯 I 还可改善神经功能缺损、减少梗死体积、限制脑水肿，使 MDA 水平进一步下降，增加超氧化物歧化酶活性及提高 Bcl-2/Bax 比率，抑制 caspase-3 和 caspase-9 的表达[47]。

四、川芎

川芎,来源于伞形科植物川芎 *Ligusticum chuanxiong* Hort 的干燥根茎。它的主要成分是阿魏酸、川芎内酯 I、川芎内酯 H、川芎内酯 A、藁本内酯、欧当归内酯 A 和咖啡酸[48,49]。

阿魏酸、川芎内酯 I 及藁本内酯具有治疗中风的作用(见当归一节)。当归及川芎的提取物对脂多糖诱导的小鼠小胶质细胞中硝酸的产生具有抑制作用。高效液相色谱法证实川芎内酯 A 和 Z-藁本内酯共同构成这些活性的大部分。这些活性成分抑制 TNF-α 诱导,以及通过抑制炎症介质,保护 Neuro-2a 细胞培养物免受细胞毒性的影响。对 TNF-α 的作用主要是通过降低 TNF-α mRNA 的稳定性[50]。此外,在体外模型研究中,川芎内酯 I、川芎内酯 A、藁本内酯可以共同提高另一种植物化合物(芍药苷)通过血脑屏障的转运率[46]。

川芎提取物中的川芎嗪(tetramethylpyrazine,TMP),研究表明它能减少中风导致的神经损伤。在大鼠脑缺血模型中,川芎嗪具有抗炎和神经保护作用,能缩小梗死面积,减轻脑水肿,保护神经元[51]。在 SH-SY5Y 细胞中,川芎嗪刺激神经元的分化[52]。神经干细胞在低氧脑内增殖和分化为神经元,可能是由于川芎嗪增加 ERK 磷酸化和 p38 改变所致[53]。伤口愈合实验研究表明川芎嗪不仅促进神经前体细胞迁移,同时增强了向缺血区域迁移的作用[54]。

在脑血管内皮细胞中,在川芎嗪调控下血管内皮生长因子(VEGF)自分泌信号增多[55]。在川芎嗪处理 3 天的 SD 大鼠中,川芎嗪也能降低血小板聚集和血液黏度[56]。

大黄酸(酚)由于对小胶质细胞具有神经保护作用,这是另外一种人们很感兴趣的应用于中风患者的化合物,然而目前对大黄酸(酚)的研究有限,其在川芎中的生物利用度尚未明确[57]。

五、透骨草

透骨草主要来源于大戟科植物地构叶(*Speranskia tuberculata*(*Bunge*)

Baill.)或凤仙花(*Impatiens balsamina L.*),但是品种存在区域差异[58]。

珍珠透骨草可分离出化合物 18-H(–)- 泪柏醇、β- 谷固醇和一些生物碱,透骨草灵 A,透骨草灵 B,透骨草灵 A~C[59,60]。目前尚无文献研究珍珠透骨草中化学成分的生物活性与中风的关系。

凤仙透骨草的主要化学成分是苯骈吡喃酮、苯骈呋喃酮、萘醌、山奈酚及其相关的生物碱、黄酮,最大生物利用度的槲皮素和指甲花醌[61,62]。

研究表明山奈酚是一种有效的抗炎物质[63]。山奈酚和槲皮素有相似的化学结构和作用机制,在体外培养的人脐静脉内皮细胞中,均可抑制炎症介质 COX-2,NF-κB 和活化蛋白 -1(activator protein-1,AP-1)[64],并且减少内皮细胞黏附分子的表达,例如细胞间黏附分子 -1(ICAM-1)和血管细胞黏附分子 -1(VCAM-1)[64]。1,4- 萘醌类虽然生物利用度较低,但报道具有抑制 COX-2 的活性[65]。

六、木瓜

木瓜来源于多种木瓜属,其果实为药用部位,主要成分有黄酮醇、有机酸类、三萜类及皂苷类等。在黄酮醇中,具有齐墩果酸结构的表儿茶素和原花青素有着最大生物利用度,而三萜类化合物中最有效的为乌索酸[66,67]。毛叶木瓜和西藏木瓜的提取物是强效的抗氧化剂,研究表明这种作用来源于原花青素[67,68]。原花青素可以降低心血管疾病的发病风险,而且有可能预防中风的作用[69]。体内外的大鼠实验表明西藏木瓜提取物可防止氧化性肝损伤,谷草转氨酶(aspartate aminotransferase,AST)和丙氨酸氨基转移酶(alanine aminotransferase,ALT)循环次数明显减少[70]。提取物也抑制 COX-1 和 COX-2 的活性,其有效成分可渗入脂质膜,从而阻碍自由基的扩散以减少氧化反应和脂质过氧化[71]。在小鼠内毒素血症模型的研究中也表明,乙醇提取物具有抗氧化的活性,可以抑制 NO 的产生和 TNF-a、干扰素(interferon,IFN-γ)、粒细胞集落刺激因子(granulocyte colony-stimulating factor,G-CSF)的基因诱导[72]。

在关节炎大鼠模型中,木瓜含有的葡萄糖苷成分可减少关节炎大鼠的爪肿胀程度和疼痛反应[73]。在腹腔巨噬细胞中,木瓜的成分可以减少淋巴细胞增殖和 IL-2 的产生,降低 IL-1 和 TNF-α 的水平[74]。在 S180 肿瘤移植小鼠中,来自木瓜的水溶性多糖是一种免疫刺激剂,可能有益于巨噬细胞的吞噬作用并加速中风组织恢复[75]。

木瓜提取物的抗炎活性可能是由于 3,4- 二羟基苯甲酸抑制了二苯基苦酰肼基自由基(diphenyl picryl hydrazinyl radical,DPPH)和 TNF-α 的产生从而发挥作用[76]。

在体外培养的大鼠皮层神经元中,齐墩果酸具有抗氧化活性的作用,可抑制 H_2O_2 诱导的细胞凋亡及减少活性氧(reactive oxidative species,ROS)的产生[77],延长了脑梗死小鼠模型的存活时间[78]。在脑缺血模型大鼠中,齐墩果酸促进 Nrf2 的激活,减少了 TLR4 和 NF-κB 的表达[79]。

乌索酸可以用于心血管疾病,在家兔心房注射异丙肾上腺素可减少心房中的肽分泌,降低 cAMP 水平[80],这可能表明乌索酸可维持心血管内稳态并降低中风的风险。

七、黄芪

黄芪的入药部位为膜荚黄芪或内蒙古黄芪的根,主要生物活性成分是黄芪苷、毛蕊异黄酮、毛蕊异黄酮 -7-O-β-D- 葡萄糖苷[81]。

1 项急性出血性中风的研究表明,与安慰剂组相比,黄芪提取物可以提高 Glasgow 结局量表评分[82],其临床症状的改善可能是由于其所含化合物具有神经保护作用。在大鼠局灶性脑缺血模型中,黄芪提取物结合川芎嗪可保护血脑屏障通透性并减轻颅内微出血的作用[83]。在用 TNF-α 刺激的 $HepG_2$ 细胞中,黄芪提取物还具有抗炎活性,能部分抑制 NF-κB 的激活和 iNOS 及 ICAM-1 mRNA 的表达[84]。

研究表明黄芪苷Ⅳ具有治疗中风的潜力。文献研究提示黄芪苷Ⅳ具有潜在的神经保护和心脏保护通路作用[85,86]。在脑缺血大鼠模型中,黄芪苷Ⅳ可能通过调节连接蛋白降低血脑屏障通透性[86]。在脑缺血或再灌注损伤的大鼠模型中,黄芪苷Ⅳ抑制血清基质金属蛋白酶 -9(matrix metalloproteinase-9,

MMP-9)、和水通道蛋白（aquaporin，AQP）4 的调节，有助于减轻随后的水肿和组织损伤[84]。在蛛网膜下腔出血的大鼠模型中，黄芪苷Ⅳ可以逆转丙二醛（MDA）水平的升高、减少神经元细胞的凋亡、降低缺血组织中 caspase-3 蛋白、降低超氧化物歧化酶（superoxide，SOD）活性的表达[87]。尽管小鼠和狗的实验研究提示黄芪苷Ⅳ很难透过血脑屏障[88]。

研究表明毛蕊异黄酮对中风有潜在的神经保护和抗炎作用[89]。在大鼠脑动脉闭塞模型中，研究发现毛蕊异黄酮可减少神经功能缺损和梗死体积，减少丙二醛和 ROS 的活性表达，上调 SOD 活性表达[90]，也可下调 Rasd1 和上调雌激素受体-α（estrogen receptor α，ER-α）、微小 RNA-375（microRNA-375，miR-375）及 Bcl-2 的表达[91]。另 1 项研究，表明了毛蕊异黄酮的神经保护活性可能是通过抑制 MMPs 的表达和活性，清除 NO 以降低细胞死亡[92]。更引人关注的是，在心肌缺血大鼠模型中，毛蕊异黄酮可通过增强 VEGF mRNA 和蛋白表达以促进血管新生[93]。

八、白芍

白芍的主要来源是毛茛科植物芍药的根，主要化学成分包括单萜类、三萜类、黄酮类、酚类和单宁类，主要生物活性成分是芍药苷、五没食子酰葡萄糖、没食子酸、芍药内酯苷和苯甲酸[94]。

在大鼠脑动脉闭塞模型中，芍药苷通过激活腺苷 A1 受体来达到神经保护的作用，并且减少梗死体积和神经损伤[95]。进一步研究表明，芍药苷可减少微血管中单克隆抗体，ED1、IL-1β、TNF-α 和 ICAM-1 的表达[96]。在 LPS 刺激的小鼠模型中，芍药苷可减少 TNF-α 和 IL-1β 的释放[97]。芍药苷也可能改善中风后肌肉的力量和功能，增强核因子-YA（NF-YA）的表达，在分子水平上减轻肌肉萎缩的损害[98]。

缺氧、缺血模型的研究表明，没食子酸通过抑制氧化应激和线粒体通透性转换孔的靶点来调节线粒体功能障碍[99]。在高脂肪的饮食喂养的小鼠中，没食子酸可通过降低血脂相关表达因子的活性从而达到预防中风的作用[100]。类似研究表明，对高脂肪饮食喂养的大鼠中，没食子酸可以降低血清肿瘤相关糖蛋白（tumor-associated glycoprotein, TAG）、磷脂、总胆固醇和低密度脂蛋白的表达[101]。而甘油三酯和低密度脂蛋白的降低可以降低血压，从而减少中风风险[100]。

实验证明芍药内酯苷与芍药苷有相似的抗炎作用，研究表明芍药内酯苷可以抑制 NO、PGE_2、IL-6、TNF-α 表达及减少 COX-2 的表达水平[102]。

丹皮酚具有神经保护和抗炎活性，对治疗中风可能有益。在大鼠颈动脉和脑动脉闭塞模型中，丹皮酚通过减少小胶质细胞的激活、ED1 和 IL-1β 免疫反应性细胞表达，从而减少梗死面积和改善神经功能评分[103]。在海马切片培养和大鼠脑部小胶质细胞中，丹皮酚可阻断与海马死亡相关的 LPS 表达而且抑制小胶质细胞 NO 和 IL-1β 的释放[104]。

九、桑枝

桑枝来源于桑科植物桑树的嫩枝，主要成分是桑皮苷 A、氧化白藜芦醇、白藜芦醇、桑枝多糖、桑酮、芦丁、异槲皮苷、桑色素和野尻霉素[105,106]。

研究表明桑枝多糖提取物有降低血糖、抗炎、抗血小板活性的作用[107-109]。在禁食大鼠和小鼠模型中，桑枝多糖提取物可以降低血糖浓度[110]，减少糖尿病和后续中风并发症发生的风险。在链脲佐菌素（streptozotocin, STZ）诱导的糖尿病小鼠模型中，桑枝多糖提取物除了降低血糖，还可以降低胰腺组织中 TNF-α、IL-8、IL-6 和 COX-2 的表达[111]。之后的实验使用相同的模型证实了桑枝提取物的抗炎活性是通过增加 Bcl-2 表达，降低胰腺组织 Bax 蛋白水平，下调磷酸化 c-Jun 氨基末端激酶（phosphorylated c-Jun N-terminal kinases, p-JNK）、磷酸化 P38（phosphorylated-P38, p-P38）及组织活性 caspase-3 的表达[112]。在大鼠体内颈动脉血栓形成模型中，桑枝提取物具有通过抑制血小板聚集、预防血栓形成、预防中风的抗血小板聚焦的活性[113]。

在小鼠疼痛和炎症模型中，复合式桑皮苷被证实为一种抗氧化剂，可减少 NO 的产生和诱导型 iNOS 的表达[114]。

桑色素和桑根皮素，虽然不是桑枝所特有，但研究表明桑色素具有抗氧化、降糖、抗炎、抗肿瘤、降血压、抗菌、降尿酸及神经保护作用[115]。在肿瘤模型小鼠中,桑根皮素可通过清除自由基、抑制超氧阴离子 COX-1 生成及调节 caspase-3 和 NF-κB 基因的表达从而达到抗炎的作用[116]。

十、桃仁

桃仁来源于蔷薇科植物桃或山桃的干燥成熟种子。桃仁的主要成分是酚类、黄酮类和类胡萝卜素[117]。果肉、果皮和种子之间药用价值不一样,没食子酸、原儿茶酸、原儿茶醛、绿原酸、香豆酸、阿魏酸是果肉的主要成分,苦杏仁苷是种子的主要成分[117,118]。

桃仁提取物可增强骨骼肌中的卵泡抑素 mRNA 表达及刺激骨骼肌细胞系生长[119,120],这种作用对中风后肌肉萎缩的治疗可能是有益的[121,122]。桃仁提取物的生物活性作用与苦杏仁苷含量相关[120]。杏仁苷可通过诱导大鼠多巴胺能 PC12 细胞中细胞外信号调节激酶 1/2 的激活(ERK1/2)从而促进细胞的生长和分化[123]。苦杏仁苷还具有预防中风的抑制血小板活性的作用,并且它具有降低凝血酶原时间、抗血小板聚集及保护血管内皮细胞作用,从而不影响血液黏度[124]。

常用中药的药理作用总结

实验证实了中药及中药提取物的具有与中风治疗相关的生物活性。这些活性主要是神经保护、抗凝、抗氧化、抗炎、降压,以及促进与中风相关的神经细胞的再生活性。

研究已经证明一些中药或中药提取物的神经保护和细胞保护作用,它们可保护血脑屏障和抑制细胞凋亡从而减少中风后的神经损伤,以及保护相应的认知功能。

在各种实验模型研究中,中药或中药提取物可通过减少血栓大小和延长凝血时间从而起到抗凝和抗血小板活性的作用,这对预防血栓和脑梗死有很大的益处。

一些中药或提取物可通过降低总胆固醇和甘油三酯水平,从而降低血压,这有助于预防导致中风的心血管疾病。

一些中药或提取物具有一定的抗炎和抗氧化活性,可以减少许多与组织损伤相关的炎症因子的表达,这有可能减少中风引起的细胞损伤及其病理变化。

有一些证据表明中药或提取药具有促进组织再生的活性,这可能有助于预防中风后肌肉萎缩,增强损伤区域骨骼肌的力量。神经再生也被证实在大脑如海马的一些区域,可通过改善神经传导来促进中风后的神经康复和功能康复。

参 考 文 献

［1］ HONG B, WANG Z, XU T, et al. Matrix solid-phase dispersion extraction followed by high performance liquid chromatography-diode array detection and ultra performance liquid chromatography-quadrupole-time of flight-mass spectrometer method for the determination of the main compounds from Carthamus tinctorius L.(Hong-hua)[J]. J Pharm Biomed Anal, 2015, 107: 464-472.

［2］ ZHOU X, TANG L, XU Y, et al. Towards a better understanding of medicinal uses of Carthamus tinctorius L. in traditional Chinese medicine: a phytochemical and pharmacological review [J]. J Ethnopharmacol, 2014, 151 (1): 27-43.

［3］ WANG Y, CHEN P, TANG C, et al. Antinociceptive and anti-inflammatory activities of extract and two isolated flavonoids of Carthamus tinctorius L [J]. J Ethnopharmacol, 2014, 151 (2): 944-950.

［4］ JUN M S, HA Y M, KIM H S, et al. Anti-inflammatory action of methanol extract of Carthamus tinctorius involves in heme oxygenase-1 induction [J]. J Ethnopharmacol, 2011, 133 (2): 524-530.

［5］ HIRAMATSU M, TAKAHASHI T, KOMATSU M, et al. Antioxidant and neuroprotective activities of Mogami-benibana (safflower, Carthamus tinctorius Linne)[J]. Neurochem Res, 2009, 34 (4): 795-805.

［6］ LI Y, WANG N. Antithrombotic effects of Danggui, Honghua and potential drug interaction with clopidogrel [J]. J Ethnopharmacol, 2010, 128 (3): 623-628.

［7］ WAN L H, CHEN J, LI L, et al. Protective effects of Carthamus tinctorius injection on isoprenaline-induced myocardial injury in rats [J]. Pharm Biol, 2011, 49 (11): 1204-1209.

［8］ NOBAKHT M, FATTAHI M, HOORMAND M, et al. A study on the teratogenic and cytotoxic effects of safflower extract [J]. J Ethnopharmacol, 2000, 73 (3): 453-459.

［9］ LI H X, HAN S Y, WANG X W, et al. Effect of the carthamins yellow from Carthamus tinctorius L. on hemorheological disorders of blood stasis in rats [J]. Food Chem Toxicol, 2009, 47 (8): 1797-1802.

［10］ WANG C C, CHOY C S, LIU Y H, et al. Protective effect of dried safflower petal aqueous extract and its main constituent, carthamus yellow, against lipopolysaccharide-induced inflammation in RAW264. 7 macrophages [J]. J Sci Food Agric, 2011, 91 (2): 218-225.

[11] JI D B, ZHU M C, ZHU B, et al. Hydroxysafflor yellow A enhances survival of vascular endothelial cells under hypoxia via upregulation of the HIF-1 alpha-VEGF pathway and regulation of Bcl-2/Bax [J]. J Cardiovasc Pharmacol, 2008, 52 (2): 191-202.

[12] ZHU H B, WANG ZH, TIAN J W, et al. Protective effect of hydroxysafflor yellow A on experimental cerebral ischemia in rats [J]. Acta pharmaceutica Sinica, 2005, 40 (12): 1144-1146.

[13] PAN Y, ZHENG D Y, LIU S M, et al. Hydroxysafflor yellow Aattenuates lymphostatic encephalopathy-induced brain injury in rats [J]. Phytother Res, 2012, 26 (10): 1500-1506.

[14] ZANG B X, JIN M, SI N, et al. Antagonistic effect of hydroxysafflor yellow A on the platelet activating factor receptor [J]. Acta pharmaceutica Sinica, 2002, 37 (9): 696-699.

[15] HOTTA Y, NAGATSU A, LIU W, et al. Protective effects of antioxidative serotonin derivatives isolated from safflower against postischemic myocardial dysfunction [J]. Mol Cell Biochem, 2002, 238 (1-2): 151-162.

[16] YADAVA R N, CHAKRAVARTI N. Anti-inflammatory activity of a new triterpenoid saponin from carthamus tinctorius linn [J]. J Enzyme Inhib Med Chem, 2008, 23 (4): 543-548.

[17] YANG J, CHEN L H, ZHANG Q, et al. Quality assessment of cortex cinnamomi by HPLC chemical fingerprint, principle component analysis and cluster analysis [J]. J Sep Sci, 2007, 30 (9): 1276-1283.

[18] HE Z D, QIAO C F, HAN Q B, et al. Authentication and quantitative analysis on the chemical profile of cassia bark (cortex cinnamomi) by high-pressure liquid chromatography [J]. J Agric Food Chem, 2005, 53 (7): 2424-2428.

[19] TAKASAO N, TSUJI-NAITO K, ISHIKURA S, et al. Cinnamon extract promotes type I collagen biosynthesis via activation of IGF-I signaling in human dermal fibroblasts [J]. J Agric Food Chem, 2012, 60 (5): 1193-1200.

[20] BROSNAN J T, BROSNAN M E. Creatine: endogenous metabolite, dietary, and therapeutic supplement [J]. Annu Rev Nutr, 2007, 27: 241-261.

[21] ZDZIEBLIK D, OESSER S, BAUMSTARK M W, et al. Collagen peptide supplementation in combination with resistance training improves body composition and increases muscle strength in elderly sarcopenic men: a randomised controlled trial [J]. Br J Nutr, 2015, 114 (8): 1237-1245.

[22] LEE H S, KIM B S, KIM M K. Suppression effect of Cinnamomum cassia bark-derived component on nitric oxide synthase [J]. J Agric Food Chem, 2002, 50 (26): 7700-7703.

[23] ZHAO J, ZHANG X, DONG L, et al. Cinnamaldehyde inhibits inflammation and brain damage in a mouse model of permanent cerebral ischaemia [J]. Br J Pharmacol, 2015, 172 (20): 5009-5023.

[24] CHEN Y F, WANG Y W, HUANG W S, et al. Trans-Cinnamaldehyde, An Essential Oil in Cinnamon Powder, Ameliorates Cerebral Ischemia-Induced Brain Injury via Inhibition

of Neuroinflammation Through Attenuation of iNOS, COX-2 Expression and NFkappa-B Signaling Pathway [J]. Neuromolecular Med, 2016, 18 (3): 322-323.

[25] SILVA C R, OLIVEIRA S M, ROSSATO M F, et al. The involvement of TRPA1 channel activation in the inflammatory response evoked by topical application of cinnamaldehyde to mice [J]. Life Sci, 2011, 88 (25-26): 1077-1087.

[26] OLSEN R V, ANDERSEN H H, MOLLER H G, et al. Somatosensory and vasomotor manifestations of individual and combined stimulation of TRPM8 and TRPA1 using topical L-menthol and trans-cinnamaldehyde in healthy volunteers [J]. Eur J Pain, 2014, 18 (9): 1333-1342.

[27] CHAO W W, LIN B F. Bioactivities of major constituents isolated from Angelica sinensis (Danggui)[J]. Chin Med, 2011, 6 (1): 1-7.

[28] YING L, SI-WANG W, HONG-HAI T, et al. Simultaneous quantification of six main active constituents in Chinese Angelica by high-performance liquid chromatography with photodiode array detector [J]. Pharmacogn Mag, 2013, 9 (34): 114-119.

[29] XIN J, ZHANG J, YANG Y, et al. Radix Angelica Sinensis that contains the component Z-ligustilide promotes adult neurogenesis to mediate recovery from cognitive impairment [J]. Curr Neurovasc Res, 2013, 10 (4): 304-315.

[30] CHENG C Y, HO T Y, LEE E J, et al. Ferulic acid reduces cerebral infarct through its antioxidative and anti-inflammatory effects following transient focal cerebral ischemia in rats [J]. Am J Chin Med, 2008, 36 (6): 1105-1119.

[31] CHENG C Y, SU S Y, TANG N Y, et al. Ferulic acid provides neuroprotection against oxidative stress-related apoptosis after cerebral ischemia/reperfusion injury by inhibiting ICAM-1 mRNA expression in rats [J]. Brain Res, 2008, 1209: 136-150.

[32] ZHANG L, WANG H, WANG T, et al. Ferulic acid ameliorates nerve injury induced by cerebral ischemia in rats [J]. Exp Ther Med, 2015, 9 (3): 972-976.

[33] LEE S C, TSAI C C, YAO C H, et al. Ferulic Acid Enhances Peripheral Nerve Regeneration across Long Gaps [J]. Evid Based Complement Alternat Med, 2013, (2013): 876327.

[34] OHSAKI Y, SHIRAKAWA H, KOSEKI T, et al. Novel effects of a single administration of ferulic acid on the regulation of blood pressure and the hepatic lipid metabolic profile in stroke-prone spontaneously hypertensive rats [J]. J Agric Food Chem, 2008, 56 (8): 2825-2830.

[35] GUO J, SHANG E X, DUAN J A, et al. Determination of ligustilide in the brains of freely moving rats using microdialysis coupled with ultra performance liquid chromatography/mass spectrometry [J]. Fitoterapia, 2011, 82 (3): 441-445.

[36] KUANG X, DU J R, LIU Y X, et al. Postischemic administration of Z-Ligustilide ameliorates cognitive dysfunction and brain damage induced by permanent forebrain ischemia in rats [J]. Pharmacol Biochem Behav, 2008, 88 (3): 213-221.

[37] PENG H Y, DU J R, ZHANG G Y, et al. Neuroprotective effect of Z-ligustilide against permanent focal ischemic damage in rats [J]. Biol Pharm Bull, 2007, 30 (2): 309-312.

[38] CHEN D, TANG J, KHATIBI N H, et al. Treatment with Z-ligustilide, a component of

Angelica sinensis, reduces brain injury after a subarachnoid hemorrhage in rats [J]. The Journal of pharmacology and experimental therapeutics, 2011, 337 (3): 663-672.

［39］FENG Z, LU Y, WU X, et al. Ligustilide alleviates brain damage and improves cognitive function in rats of chronic cerebral hypoperfusion [J]. J Ethnopharmacol, 2012, 144 (2): 313-321.

［40］CHI K, FU R H, HUANG Y C, et al. Therapeutic effect of ligustilide-stimulated adipose-derived stem cells in a mouse thromboembolic stroke model [J]. Cell Transplant, 2016, 25 (5): 899-912.

［41］MIMURA Y, KOBAYASHI S, NAITOH T, et al. The structure-activity relationship between synthetic butylidenephthalide derivatives regarding the competence and progression of inhibition in primary cultures proliferation of mouse aorta smooth muscle cells [J]. Biol Pharm Bull, 1995, 18 (9): 1203-1206.

［42］TENG C M, CHEN W Y, KO W C, et al. Antiplatelet effect of butylidenephthalide [J]. Biochim Biophys Acta, 1987, 924 (3): 375-382.

［43］NAM K N, KIM K P, CHO K H, et al. Prevention of inflammation-mediated neurotoxicity by butylidenephthalide and its role in microglial activation [J]. Cell Biochem Funct, 2013, 31 (8): 707-712.

［44］LEI H, ZHAO C Y, LIU D M, et al. l-3-n-Butylphthalide attenuates beta-amyloid-induced toxicity in neuroblastoma SH-SY5Y cells through regulating mitochondrion-mediated apoptosis and MAPK signaling [J]. J Asian Nat Prod Res, 2014, 16 (8): 854-864.

［45］HE C Y, WANG S, FENG Y, et al. Pharmacokinetics, tissue distribution and metabolism of senkyunolide I, a major bioactive component in Ligusticum chuanxiong Hort.[J]. J Ethnopharmacol, 2012, 142 (3): 706-713.

［46］HU P Y, LIU D, ZHENG Q, et al. Elucidation of transport mechanism of paeoniflorin and the influence of ligustilide, senkyunolide i and senkyunolide a on paeoniflorin transport through Mdck-Mdr1 cells as blood-brain barrier in vitro model [J]. Molecules, 2016, 21 (3): 300.

［47］HU Y, DUAN M, LIANG S, et al. Senkyunolide I protects rat brain against focal cerebral ischemia-reperfusion injury by up-regulating p-Erk1/2, Nrf2/HO-1 and inhibiting caspase 3 [J]. Brain Res, 2015, 1605: 39-48.

［48］ZHAO Y X, DING M Y, LIU D L. Phenolic acids analysis in ligusticum chuanxiong using HPLC [J]. J Chromatogr Sci, 2005, 43 (8): 389-393.

［49］LIU J L, ZHENG S L, FAN Q J, et al. Optimization of high-pressure ultrasonic-assisted simultaneous extraction of six major constituents from Ligusticum chuanxiong rhizome using response surface methodology [J]. Molecules, 2014, 19 (2): 1887-1911.

［50］OR T C, YANG C L, LAW A H, et al. Isolation and identification of anti-inflammatory constituents from Ligusticum chuanxiong and their underlying mechanisms of action on microglia [J]. Neuropharmacology, 2011, 60 (6): 823-831.

［51］LIAO S L, KAO T K, CHEN W Y, et al. Tetramethylpyrazine reduces ischemic brain injury in rats [J]. Neurosci Lett, 2004, 372 (1-2): 40-45.

［52］ YAN Y, ZHAO J, CAO C, et al. Tetramethylpyrazine promotes SH-SY5Y cell differen-tiation into neurons through epigenetic regulation of Topoisomerase Ⅱ β [J]. Neurosci-ence, 2014, 278: 179-193.

［53］ TIAN Y, LIU Y, CHEN X, et al. Tetramethylpyrazine promotes proliferation and differ-entiation of neural stem cells from rat brain in hypoxic condition via mitogen-activated protein kinases pathway in vitro [J]. Neurosci Lett, 2010, 474 (1): 26-31.

［54］ KONG X, ZHONG M, SU X, et al. Tetramethylpyrazine Promotes Migration of Neural Precursor Cells via Activating the Phosphatidylinositol 3-Kinase Pathway [J]. Mol Neurobiol, 2016, 53 (9): 6526-6539.

［55］ ZHANG M, GAO F, TENG F, et al. Tetramethylpyrazine promotes the proliferation and migration of brain endothelial cells [J]. Mol Med Rep, 2014, 10 (1): 29-32.

［56］ CAI X, CHEN Z, PAN X, et al. Inhibition of angiogenesis, fibrosis and thrombosis by tetramethylpyrazine: mechanisms contributing to the SDF-1/CXCR4 axis [J]. PloS one, 2014, 9 (2): e88176.

［57］ LIN F, ZHANG C, CHEN X, et al. Chrysophanol affords neuroprotection against microglial activation and free radical-mediated oxidative damage in BV2 murine microglia [J]. Int J Clin Exp Med, 2015, 8 (3): 3447-3455.

［58］ 国家中医药管理局《中华本草》编委会 . 中华本草（精选本）[M]. 上海：上海科学技术出版社 , 1998.

［59］ SHI J G, WANG H Q, WANG M, et al. Two pyridine-2, 6 (1H, 3H)-dione alkaloids from Speranskia tuberculata [J]. Phytochemistry, 1995, 40 (4): 1299-1302.

［60］ SHI J G, WANG H Q, WANG M, et al. Polyoxygenated bipyridine, pyrrolylpyridine, and bipyrrole alkaloids from Speranskia tuberculata [J]. J Nat Prod, 2000, 63 (6): 782-786.

［61］ CHUA L S. Untargeted MS-based small metabolite identification from the plant leaves and stems of Impatiens balsamina [J]. Plant Physiol Biochem, 2016, 106: 16-22.

［62］ SAKUNPHUEAK A, PANICHAYUPAKARANANT P. Simultaneous determination of three naphthoquinones in the leaves of Impatiens balsamina L. by reversed-phase high-performance liquid chromatography [J]. Phytochem Anal, 2010, 21 (5): 444-450.

［63］ DEVI K P, MALAR D S, NABAVI S F, et al. Kaempferol and inflammation: From chemistry to medicine [J]. Pharmacol Res, 2015, 99: 1-10.

［64］ CRESPO I, GARCIA-MEDIAVILLA M V, GUTIERREZ B, et al. A comparison of the effects of kaempferol and quercetin on cytokine-induced pro-inflammatory status of cultured human endothelial cells [J]. Br J Nutr, 2008, 100 (5): 968-976.

［65］ OKU H, ISHIGURO K. Cyclooxygenase-2 inhibitory 1, 4-naphthoquinones from Impa-tiens balsamina L [J]. Biol Pharm Bull, 2002, 25 (5): 658-660.

［66］ FANG X, WANG J, YU X, et al. Optimization of microwave-assisted extraction followed by RP-HPLC for the simultaneous determination of oleanolic acid and ursolic acid in the fruits of Chaenomeles sinensis [J]. J Sep Sci, 2010, 33 (8): 1147-1155.

［67］ DU H, WU J, LI H, et al. Polyphenols and triterpenes from Chaenomeles fruits: chem-ical analysis and antioxidant activities assessment [J]. Food chemistry, 2013, 141 (4):

4260-4268.

［68］KYLLI P, NOHYNEK L, PUUPPONEN-PIMIA R, et al. Lingonberry (Vaccinium vitis-idaea) and European cranberry (Vaccinium microcarpon) proanthocyanidins: isolation, identification, and bioactivities [J]. J Agric Food Chem, 2011, 59 (7): 3373-3384.

［69］RASMUSSEN S E, FREDERIKSEN H, KROGHOLM K S, et al. Dietary proanthocyanidins: occurrence, dietary intake, bioavailability, and protection against cardiovascular disease [J]. Mol Nutr Food Res, 2005, 49 (2): 159-174.

［70］MA B, WANG J, TONG J, et al. Protective effects of Chaenomeles thibetica extract against carbon tetrachloride-induced damage via the MAPK/Nrf2 pathway [J]. Food Funct, 2016, 7 (3): 1492-1500.

［71］STRUGALA P, CYBORAN-MIKOLAJCZYK S, DUDRA A, et al. Biological Activity of Japanese Quince Extract and Its Interactions with Lipids, Erythrocyte Membrane, and Human Albumin [J]. J Membr Biol, 2016, 249 (3): 393-410.

［72］ZHU Q, LIAO C, LIU Y, et al. Ethanolic extract and water-soluble polysaccharide from Chaenomeles speciosa fruit modulate lipopolysaccharide-induced nitric oxide production in RAW264. 7 macrophage cells [J]. J Ethnopharmacol, 2012, 144 (2): 441-447.

［73］DAI M, WEI W, SHEN Y X, et al. Glucosides of Chaenomeles speciosa remit rat adjuvant arthritis by inhibiting synoviocyte activities [J]. Acta Pharmacol Sin, 2003, 24 (11): 1161-1166.

［74］CHEN Q, WEI W. Effects and mechanisms of glucosides of chaenomeles speciosa on collagen-induced arthritis in rats [J]. Int Immunopharmacol, 2003, 3 (4): 593-608.

［75］XIE X, ZOU G, LI C. Antitumor and immunomodulatory activities of a water-soluble polysaccharide from Chaenomeles speciosa [J]. Carbohydr Polym, 2015, 132: 323-329.

［76］ZHANG L, CHENG Y X, LIU A L, et al. Antioxidant, anti-inflammatory and anti-influenza properties of components from Chaenomeles speciosa [J]. Molecules, 2010, 15 (11): 8507-8517.

［77］CHO S O, BAN J Y, KIM J Y, et al. Anti-ischemic activities of aralia cordata and its active component, oleanolic acid [J]. Arch Pharm Res, 2009, 32 (6): 923-932.

［78］RONG Z T, GONG X J, SUN H B, et al. Protective effects of oleanolic acid on cerebral ischemic damage in vivo and H_2O_2-induced injury in vitro [J]. Pharm Biol, 2011, 49 (1): 78-85.

［79］LI L, ZHANG X, CUI L, et al. Ursolic acid promotes the neuroprotection by activating Nrf2 pathway after cerebral ischemia in mice [J]. Brain Res, 2013, 1497: 32-39.

［80］KIM H Y, CHOI H R, LEE Y J, et al. Accentuation of ursolic acid on muscarinic receptor-induced ANP secretion in beating rabbit atria [J]. Life Sci, 2014, 94 (2): 145-150.

［81］PARK Y J, THWE A A, LI X, et al. Triterpene and flavonoid biosynthesis and metabolic profiling of hairy roots, adventitious roots, and seedling roots of astragalus membranaceus [J]. J Agric Food Chem, 2015, 63 (40): 8862-8869.

［82］CHEN C C, LEE H C, CHANG J H, et al. Chinese herb astragalus membranaceus enhances recovery of hemorrhagic stroke: double-blind, placebo-controlled, randomized study [J]. Evid Based Complement Alternat Med, 2012, 2012: 708452.

[83] CAI J, PAN R, JIA X, et al. The combination of astragalus membranaceus and ligust-razine ameliorates micro-haemorrhage by maintaining blood-brain barrier integrity in cerebrally ischaemic rats [J]. J Ethnopharmacol, 2014, 158: 301-309.

[84] LI M, MA R N, LI L H, et al. Astragaloside IV reduces cerebral edema post-ischemia/reperfusion correlating the suppression of MMP-9 and AQP4 [J]. Eur J Pharmacol, 2013, 715 (1-3): 189-195.

[85] REN S, ZHANG H, MU Y, et al. Pharmacological effects of Astragaloside Ⅳ: a litera-ture review [J]. J Tradit Chin Med, 2013, 33 (3): 413-416.

[86] QU Y Z, LI M, ZHAO Y L, et al. Astragaloside IV attenuates cerebral ischemia-reper-fusion-induced increase in permeability of the blood-brain barrier in rats [J]. Eur J Phar-macol, 2009, 606 (1-3): 137-141.

[87] SHAO A, GUO S, TU S, et al. Astragaloside IV alleviates early brain injury following experimental subarachnoid hemorrhage in rats [J]. Int J Med Sci, 2014, 11 (10): 1073-1081.

[88] ZHANG W D, ZHANG C, LIU R H, et al. Preclinical pharmacokinetics and tissue distribution of a natural cardioprotective agent astragaloside IV in rats and dogs [J]. Life Sci, 2006, 79 (8): 808-815.

[89] GAO J, LIU Z J, CHEN T, et al. Pharmaceutical properties of calycosin, the major bioactive isoflavonoid in the dry root extract of Radix astragali [J]. Pharm Biol, 2014, 52 (9): 1217-1222.

[90] GUO C, TONG L, XI M, et al. Neuroprotective effect of calycosin on cerebral ischemia and reperfusion injury in rats [J]. J Ethnopharmacol, 2012, 144 (3): 768-774.

[91] WANG Y, DONG X, LI Z, et al. Downregulated RASD1 and upregulated miR-375 are involved in protective effects of calycosin on cerebral ischemia/reperfusion rats [J]. J Neurol Sci, 2014, 339 (1-2): 144-148.

[92] FU S, GU Y, JIANG J Q, et al. Calycosin-7-*O*-beta-*D*-glucoside regulates nitric oxide/caveolin-1/matrix metalloproteinases pathway and protects blood-brain barrier integ-rity in experimental cerebral ischemia-reperfusion injury [J]. J Ethnopharmacol, 2014, 155 (1): 692-701.

[93] GAO J Q, CHEN T, JIN H G, et al. Effect of calycosin on left ventricular ejection fraction and angiogenesis in rat models with myocardial infarction [J]. J Trad Chin Med, 2015, 35 (2): 160-167.

[94] PARKER S, MAY B, ZHANG C, et al. A pharmacological review of bioactive constitu-ents of paeonia lactiflora pallas and paeonia veitchii lynch [J]. Phytother Res, 2016, 30 (9): 1445-1473.

[95] LIU D Z, XIE K Q, JI X Q, et al. Neuroprotective effect of paeoniflorin on cerebral ischemic rat by activating adenosine A1 receptor in a manner different from its classical agonists [J]. Br J Pharmacol, 2005, 146 (4): 604-611.

[96] TANG N Y, LIU C H, HSIEH C T, et al. The anti-inflammatory effect of paeoniflorin on cerebral infarction induced by ischemia-reperfusion injury in Sprague-Dawley rats [J].

Am J Chin Med, 2010, 38 (1): 51-64.

［97］ CAO W, ZHANG W, LIU J, et al. Paeoniflorin improves survival in LPS-challenged mice through the suppression of TNF-alpha and IL-1beta release and augmentation of IL-10 production [J]. Int Immunopharmacol, 2011, 11 (2): 172-178.

［98］ TOHNAI G, ADACHI H, KATSUNO M, et al. Paeoniflorin eliminates a mutant AR via NF-YA-dependent proteolysis in spinal and bulbar muscular atrophy [J]. Hum Mol Genet, 2014, 23 (13): 3552-3565.

［99］ SUN J, LI Y Z, DING Y H, et al. Neuroprotective effects of gallic acid against hypoxia/ reoxygenation-induced mitochondrial dysfunctions in vitro and cerebral ischemia/reperfusion injury in vivo [J]. Brain Res, 2014, 1589: 126-39.

［100］ JANG A, SRINIVASAN P, LEE NY, et al. Comparison of hypolipidemic activity of synthetic gallic acid-linoleic acid ester with mixture of gallic acid and linoleic acid, gallic acid, and linoleic acid on high-fat diet induced obesity in C57BL/6 Cr Slc mice [J]. Chem Biol Interact, 2008, 174 (2): 109-117.

［101］ HSU C L, YEN G C. Effect of gallic acid on high fat diet-induced dyslipidaemia, hepatosteatosis and oxidative stress in rats [J]. Br J Nutr, 2007, 98 (4): 727-735.

［102］ WANG Q S, GAO T, CUI Y L, et al. Comparative studies of paeoniflorin and albiflorin from Paeonia lactiflora on anti-inflammatory activities [J]. Pharm Biol, 2014, 52 (9): 1189-1195.

［103］ HSIEH C L, CHENG C Y, TSAI T H, et al. Paeonol reduced cerebral infarction involving the superoxide anion and microglia activation in ischemia-reperfusion injured rats [J]. J Ethnopharmacol, 2006, 106 (2): 208-215.

［104］ NAM K, WOO B, MOON S, et al. Paeonol attenuates inflammation-mediated neurotoxicity and microglial activation [J]. Neural Regen Res, 2013, 8 (18): 1637-1643.

［105］ ZHOU J, LI S, WANG W, et al. Variations in the levels of mulberroside A, oxyresveratrol, and resveratrol in mulberries in different seasons and during growth [J]. The Scientific World Journal, 2013, 2013: 380692.

［106］ CHANG L, JUANG L, WANG B, et al. Antioxidant and antityrosinase activity of mulberry (Morus alba L.) twigs and root bark [J]. Food Chem Toxicol, 2011, 49 (4): 785-790.

［107］ LIU Y, SHEN Z, CHEN Z, et al. The use of the effective section of alkaloids from ramulus mori for preparation of a hypoglycemig agent. EP application (EP2255822A1) 2010.

［108］ The use of the effective section of alkaloids from ramulus mori for preparation of a hypoglycemig agent. European Patent Office (patent No. EP2255822A1). 2010. Available from http://patents. google. com/patent/EP2255822A1.

［109］ LIU Y, SHEN Z, CHEN Z, et al. Use of the effective fraction of alkaloids from mulberry twig in preparing hypoglycemic agents. Patnet (US9066960B2). United States, 2015.

［110］ YE F, SHEN Z, XIE M. Alpha-glucosidase inhibition from a Chinese medical herb

(Ramulus mori) in normal and diabetic rats and mice [J]. Phytomedicine, 2002, 9 (2): 161-166.

[111] GUO C, LI R, ZHENG N, et al. Anti-diabetic effect of ramulus mori polysaccharides, isolated from Morus alba L., on STZ-diabetic mice through blocking inflammatory response and attenuating oxidative stress [J]. Int Immunopharmacol, 2013, 16 (1): 93-99.

[112] XU L, YANG F, WANG J, et al. Anti-diabetic effect mediated by Ramulus mori polysaccharides [J]. Carbohydr Polym, 2015, 117: 63-69.

[113] LEE J, KWON G, PARK J, et al. An ethanol extract of Ramulus mori improves blood circulation by inhibiting platelet aggregation [J]. Biosci Biotechnol Biochem, 2016, 80 (7): 1410-1415.

[114] ZHANG Z, SHI L. Anti-inflammatory and analgesic properties of cis-mulberroside A from Ramulus mori [J]. Fitoterapia, 2010, 81 (3): 214-218.

[115] CASELLI A, CIRRI P, SANTI A, et al. Morin: a promising natural drug [J]. Curr Med Chem, 2016, 23 (8): 774-791.

[116] WAN L Z, MA B, ZHANG Y Q. Preparation of morusin from Ramulus mori and its effects on mice with transplanted H_{22} hepatocarcinoma [J]. BioFactors (Oxford, England), 2014, 40 (6): 636-645.

[117] LOIZZO M R, PACETTI D, LUCCI P, et al. Prunus persica var. platycarpa (Tabacchiera Peach): bioactive compounds and antioxidant activity of pulp, peel and seed ethanolic extracts [J]. Plant Foods Hum Nutr, 2015, 70 (3): 331-337.

[118] TANAKA R, NITTA A, NAGATSU A. Application of a quantitative 1H-NMR method for the determination of amygdalin in Persicae semen, Armeniacae semen, and Mume fructus [J]. J Nat Med, 2014, 68 (1): 225-230.

[119] RODINO-KLAPAC L R, HAIDET A M, KOTA J, et al. Inhibition of myostatin with emphasis on follistatin as a therapy for muscle disease [J]. Muscle Nerve, 2009, 39 (3): 283-296.

[120] YANG C, LI X, RONG J. Amygdalin isolated from Semen Persicae (Tao Ren) extracts induces the expression of follistatin in HepG2 and C2C12 cell lines [J]. Chin Med, 2014, 9: 23.

[121] SIRIETT V, SALERNO M S, BERRY C, et al. Antagonism of myostatin enhances muscle regeneration during sarcopenia [J]. Mol Ther, 2007, 15 (8): 1463-1470.

[122] WHITTEMORE L A, SONG K, LI X, et al. Inhibition of myostatin in adult mice increases skeletal muscle mass and strength [J]. Biochem Biophys Res Commun, 2003, 300 (4): 965-971.

[123] YANG C, ZHAO J, CHENG Y, et al. Bioactivity-guided fractionation identifies amygdalin as a potent neurotrophic agent from herbal medicine Semen Persicae extract [J]. Biomed Res Int, 2014, 2014: 306857.

[124] LIU L, DUAN J A, TANG Y, et al. Taoren-Honghua herb pair and its main components promoting blood circulation through influencing on hemorheology, plasma coagulation and platelet aggregation [J]. J Ethnopharmacol, 2012, 139 (2): 381-387.

第七章 针灸相关疗法治疗中风后肩关节并发症的临床研究证据

导语:临床研究常选择针灸疗法来评价治疗中风后肩关节半脱位、肩痛及肩-手综合征等肩关节并发症的疗效。通过系统的检索9个中英文数据库,检索到超过37 000多篇中医治疗中风后运动功能障碍的文献。本章最终纳入了116个随机对照试验,3个非随机对照试验和32个无对照研究。证据结果显示,针灸疗法是有潜在优势的,尤其在运动功能、疼痛和日常生活能力改善方面。主要结果如下:

- 针灸治疗中风后肩关节并发症的研究中均未提及中医证型的信息。

- 肩关节半脱位:电针联合康复训练可改善患者的运动功能,缓解疼痛症状及改善日常生活活动能力,针刺常用的穴位以肩部的肩髃、肩井、肩髎、臂臑、天宗为主,平均治疗疗程为4周。

- 肩痛

  - 针刺:普通针刺联合康复训练可改善患者的运动功能,缓解局部疼痛及改善日常生活活动能力,平均治疗疗程为3周。电针联合康复训练也可改善患者的运动功能及缓解疼痛,平均治疗疗程为30天。两种疗法的阳性Meta分析提示常用的穴位以肩髎、肩贞、肩髃、曲池、手三里、外关为主。

  - 灸法:温针灸联合康复训练可改善患者的疼痛症状,在肩部肩髃、肩髎、肩贞等穴位针刺的基础上施以艾条灸,平均疗程3周。在康复训练的基础上单纯施以艾炷灸,也可缓解患者的疼痛,穴位选择以肩痛点、肩髃、肩贞、肩髎为主,平均疗程为3周。

- 肩-手综合征
  - 针刺：普通针刺或电针联合康复训练均可改善患者的运动功能、疼痛症状及日常生活活动能力。Meta 分析中显示疗效较好的研究常用的穴位以曲池、合谷、外关、肩髃、手三里为主，平均疗程为 4 周。
  - 体针联合头针：康复训练的基础上联合体针及头针治疗可改善患者的运动功能及疼痛症状。体针以肩部肩髃、肩髎、肩贞穴位为主，头针以顶颞部穴位为主。治疗周期平均为 4 周。
  - 针刺联合灸法：可改善患者的运动功能，缓解疼痛及提高日常生活活动能力，穴位仍以肩髃、曲池、外关、合谷等为主，平均疗程为 4 周。

一、现有系统评价证据

目前已经有 1 篇英文[1]和 5 篇中文[2-6]发表了系统评价，对针灸相关疗法治疗中风后肩部并发症的疗效和安全性进行了综合评估。

肩痛

Lee 等[1]评价了 7 篇针灸治疗中风后肩痛的随机对照试验，所有纳入的研究均在中国实施并以中文发表。在这些研究中，针灸联合康复训练与单纯康复训练比较的有 3 项，与药物治疗比较的有 1 项，与单纯针灸比较的有 1 项。另外，1 项研究比较了针灸联合运动与药物疗法联合运动的效果，1 项研究比较了电针联合 TENS 与单纯电针的疗效。根据改良的 Jadad 评分标准，纳入的随机对照试验的质量为中等。随机对照试验中报告的结局指标是多种多样的，最常用的是 VAS 评分（5 项研究报道），FMA 评分和 ROM 评分（均有 3 项研究报道）。尽管作者提到该系统评价对针灸治疗中风后肩痛的疗效提供了潜在的证据，但是由于干预措施的复杂性，并未对结果进行 Meta 分析合并。

聂文彬等[2]系统地评价了 12 篇随机对照试验，所有的研究均是以中文发表。除了 1 篇研究比较了针灸联合中药治疗与单纯中药的疗效，其他研究比较了针灸联合康复训练与单纯康复的疗效。针灸的治疗措施包括体针

(8 个研究)、头针、腹针、电针和灸法治疗(各有 1 个研究)。研究的质量采用 Jadad 评分进行评定,所有的随机对照试验被评为低质量。Meta 分析的结局指标包括疼痛评分,FMA 评分、ROM 评分、BMI 评分和有效率,结果显示在这些结局指标上,针灸联合康复训练的疗效均优于单纯的康复训练。这篇系统评价同时认为针灸治疗中风后的肩痛是安全的。

林郁芬等[3]纳入的 13 项随机对照试验比较了针灸联合康复训练与单纯康复训练的疗效。所有的研究在中国开展,12 篇以中文发表,1 篇以英文发表。针灸治疗措施包括体针、头针、腹针和电针。研究的质量评价为低,但是判断的标准并没有给予清晰的解释。评价的结局指标包括疼痛评分、FMA评分、ADL 评分和不良反应。11 个研究的 Meta 分析显示,针灸联合康复训练疼痛评分、FMA 评分、ADL 评分方面均优于单纯的康复训练(疼痛评分:1.50［0.93,2.09］,I^2=87%;FMA 评分:6.38［1.16,11.60］,I^2=98%;ADL 评分:11.25［3.00,19.49］,I^2=76%)。针灸引起的不良反应很少报道。这篇系统评价认为针灸联合康复训练可使中风后肩痛患者获益。

肩 - 手综合征

卢引明等[4]纳入的 3 个随机对照试验评价了针灸联合康复训练的疗效。3 个研究均在中国开展,文章以中文发表。其中两个研究评价了体针,1 项研究评价了电针的疗效。采用 Jadad 评分,所有的研究被评价为低质量。研究的结局指标为 FMA 评分(1 项研究),ROM 评分(1 项研究)和有效率(2 项研究)。本研究并未进行 Meta 分析数据的合并,针灸疗法的证据有限。

徐琰等[5]评价了针灸疗法的 21 项随机对照试验研究,其中 18 项研究评价了针灸联合康复训练的疗效,3 项研究比较了单纯针灸与康复训练的疗效。所有的研究在中国开展并以中文发表。采用偏倚风险评估工具评价了文献的质量,纳入的研究总体质量较低。结局指标方面,16 项研究报道了 FMA评分,9 个研究报道了 VAS 评分,6 个研究报道了 ADL 评分,1 个研究报道了 ROM 评分,两个研究报道了有效率。Meta 分析的结果显示针灸联合康复训练在 FMA 评分、VAS 评分和 ADL 评分方面均优于单纯的康复训练。研究没有发现针灸相关的不良反应。这篇研究指出针灸联合康复训练治疗中风后

肩 - 手综合征能达到较好疗效。

最近新发表的系统评价[6]纳入了 7 篇文献,其中 4 篇研究比较了针灸和康复训练的疗效,2 篇比较了针灸联合常规治疗与康复联合常规治疗的疗效,另外 1 篇比较了针灸和中药熏蒸疗法的效果。所有的研究根据偏倚风险评估工具评为低质量研究。结局指标包括 FMA 评分,VAS 评分,ADL 评分和有效率。Meta 分析结果显示针灸与康复训练比较在 FMA 评分(MD:–0.78 [–4.58,3.01]),ADL 评分(MD:3.76 [–4.94,12.46])和有效率(RR:1.11 [0.96,1.29])方面无统计学差异。针灸联合康复训练在 VAS 评分(MD:–2.13 [–3.63,–0.62])和有效率(RR:1.27 [1.02,1.59])方面优于单纯的康复训练。所有的研究未报道不良反应的信息。该系统评价由于样本量小及文献的质量偏低,在针灸治疗中风后肩 - 手综合征方面尚不能提供足够的证据。

二、临床研究文献筛选

中英文数据库共检索到 37 141 篇文献,本章节共纳入 151 个研究,其中 116 个随机对照试验,3 个非随机对照试验和 32 个无对照研究。所有的研究均在中国实施,超过 8 000 名受试者参与到这些研究。随机对照试验和非随机对照试验的证据将用来评价针灸疗法的疗效和安全性,无对照研究的结果仅进行描述分析(图 7-1)。其中,16 项研究(15 项随机对照试验和 1 项无对照研究)的疗法因文化法规等原因在国外应用受到一定限制,故分开阐述。

101 个随机对照试验中,有 15 个研究观察了肩关节半脱位,24 个研究关注的是中风后肩痛,其他 62 个研究观察了肩 - 手综合征。在这些研究中应用了多种针灸相关的疗法,最常见的疗法是体针、电针、穴位按压、灸法、头针、浮针及其几种疗法的联合。

另外,有 16 项研究应用的疗法研究特点如下:

16 项研究中共纳入 15 项随机对照试验和 1 项无对照研究,其中 13 项研究评价了肩 - 手综合征的治疗方法,3 项研究评价了中风后肩痛的治疗方法,这些疗法包括穴位注射、蜂针、火针、穴位贴敷、埋线、药线点灸、针刺放血及锋勾针。

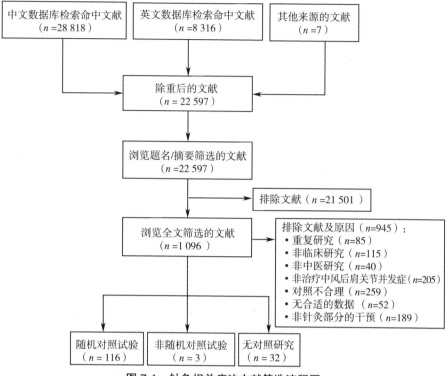

图 7-1　针灸相关疗法文献筛选流程图

三、针灸治疗肩关节半脱位

共有 15 个随机对照试验，两个非随机对照试验和 4 个无对照研究评价了针灸疗法治疗中风后肩关节半脱位的疗效。

（一）针灸疗法的随机对照试验

15 个随机对照试验（A1~A15）共纳入了 930 例受试者，评价了针灸疗法治疗肩关节半脱位的疗效。有 1 项研究在中国台湾进行（A15），其他均在中国大陆进行（A1~A14）。疗程范围从 2 周（A5）到 12 周（A6）不等。所有这些研究评价了针灸疗法联合康复训练的效果。

研究中应用的针灸疗法有多种，包括体针（A6，A10，A13）、电针（A2~A5，A15）、穴位按压（A1）、头针（A7~A9，A14）、体针联合头针（A11，A12）。对照措施是常规的康复训练，包括物理治疗、作业疗法、Bobath 疗法等。最常用的穴位是肩髃(LI15)、肩髎(TE14)、肩贞(SI9)、臂臑(LI14)。有 4 个研究仅报道有效率和 Brunstrom 评分,没有提到预设的结局指标(A5,A7~A9)。

偏倚风险

所有的研究均提到了随机,有 5 个研究因提到采用随机数字表产生随机序列被评价为低偏倚风险,1 个研究因为采用了错误的随机方法而被评为高偏倚风险。所有的研究没有提到随机分配方案的隐藏,研究者和受试者均未采用盲法。不完全结局数据报告方面大部分研究评价为低偏倚风险,只有 1 项研究没有提供足够的信息(表 7-1)。

表 7-1　肩关节半脱位针灸疗法的随机对照试验的偏倚风险评估

偏倚风险条目	低风险 n	不清楚 n	高风险 n
随机序列的产生	5(33.3%)	9(60%)	1(6.7%)
分配方案的隐藏	0(0%)	15(100%)	0(0%)
受试者盲法	0(0%)	0(0%)	15(100%)
研究人员盲法	0(0%)	0(0%)	15(100%)
结局评价者盲法	0(0%)	15(100%)	0(0%)
不完全结局数据报告	14(93.3%)	1(6.7%)	0(0%)
选择性结局报告	0(0%)	15(100%)	0(0%)

疗效评价指标

大部分研究报道了 FMA 评分、VAS 评分、ADL 评分、有效率指标,同时肩峰至肱骨头间距也是肩关节半脱位重要的指标,有两个研究报道(A1,A13)。另外,有 1 篇研究报道了神经功能缺损评分(A11)。每个结局指标的效果如下,所有的 Meta 分析结果汇总见表 7-2。

FMA 评分(上肢)

3 项研究(A6,A10,A13)报道了体针联合康复与单纯康复比较的疗效,Meta 分析结果显示两组之间无统计学差异(MD:5.52,[−2.56,13.59],I^2=90%)。电针联合康复训练的 2 项研究结果显示,与单纯康复比较改善了患者的运动功能(MD:8.25,[6.52,9.97],I^2=0%)(A2,A4)。

1 项研究显示,体针联合头针及康复训练优于单纯的康复训练(MD:

4.94,［0.64,9.24］)(A12)。头针联合康复训练的 1 项研究显示改善了患者的运动功能(MD:4.19,［1.41,6.97］)(A14)。1 项研究显示,穴位按压联合康复训练与单纯康复训练无差异(MD:1.50,［−4.42,7.42］)(A1)。

VAS 评分

有 2 项研究报道了电针联合康复训练的效果(A3,A15),Meta 分析结果显示,电针联合康复训练在改善疼痛方面优于单纯康复训练(MD:−1.41,［−2.16,−0.66］,I^2=0%)。1 项研究提示穴位按压联合康复训练优于单纯的康复训练(MD:−0.80,［−1.29,−0.31］)(A1)。

日常生活活动能力(Barthel 指数或改良的 Barthel 指数)

关于反映日常活动能力的 Barthel 指数或改良的 Barthel 指数,1 个研究显示体针联合康复训练与单纯康复训练比较可提高 19 分(MD:19,［14.81,23.19］)(A6)。电针联合康复训练在 1 项研究中显示效果优于康复对照组(MD:33.20,［27.59,38.81］)(A2)。另外,1 项研究比较了头针联合康复训练与单纯康复训练效果的比较,结果显示综合疗法效果更好(MD:6.97,［1.30,12.64］)(10118)。

肩峰至肱骨头间距(AHI)

1 项研究结果显示,体针联合康复训练与单纯康复训练比较在 AHI 改善方面无统计学差异(MD:−0.50,［−1.92,0.92］)(A13)。另 1 项研究显示,穴位按压联合康复训练优于单纯康复对照训练(MD:−2.50,［−4.21,−0.79］)(A1)。

神经功能缺损评分(neural dysfunction scale,NDS)

1 项研究报道,体针联合头针和康复训练与单纯康复训练比较可降低神经功能缺损评分(MD:−3.46,［−4.81,−2.11］)(A11)。

表 7-2　针灸疗法治疗中风后肩关节半脱位的 Meta 分析结果(体针 + 康复 vs 康复)

干预措施	结局指标	研究个数	受试者(n)	效应值 MD［95% CI］	I^2%	纳入的研究
体针 + 康复	FMA 评分	3	140	5.52［−2.56,13.59］	90	A6,A10,A13
电针 + 康复	FMA 评分	2	120	8.25［6.52,9.97］*	0	A2,A4
	VAS 评分	2	80	−1.41［−2.16,−0.66］*	0	A3,A15

注:* 有统计学差异。

两个研究合并的 Meta 分析显示了电针在改善 FMA 评分的优势（A2，A4），报告常用的穴位是肩髃、肩井、天宗和肩贞。同时有两项研究显示了电针在改善疼痛方面的优势（A3，A15），常用的穴位是肩髃、肩井、肩髎和臂臑。

GRADE 评价

我们评价了体针联合康复训练与康复训练比较的证据，以及电针联合康复训练与康复训练比较的证据。体针联合康复训练在日常生活活动能力方面的证据为低质量，电针联合康复训练在上肢运动 FMA 评分、疼痛评分和日常生活活动能力方面的证据为低质量。具体见表 7-3 和表 7-4。

表 7-3　肩关节半脱位的体针联合常规康复训练 vs 康复训练的结果总结表

结局指标	患者数（研究数）	证据质量（GRADE）	绝对效应	
			康复训练	体针 + 康复与康复比较（95% CI）
FMA 评分	140（3 RCTs）	⊕○○○ 极低 [a,b,c]	平均 28.09 分	提高 5.52 分（−2.56，13.59）
ADL 评分	60（1 RCT）	⊕⊕○○ 低 [a,d]	平均 63.83 分	提高 19 分（14.81，23.19）
肩峰与肱骨头间距	40（1 RCT）	⊕○○○ 极低 [a,c]	平均 12.59 毫米	减少 0.5 毫米（−1.92，0.92）

说明：

a. 受试者、研究人员及结局评价者未设置盲法。

b. 统计学异质性大。

c. 样本量不足限制了结果的准确性，并且 95% 可信区间跨过了无效值。

d. 样本量不足限制了结果的准确性。

研究相关文献：

FMA 评分：A6，A10，A13

日常生活活动能力 ADL 评分：A6

肩峰与肱骨头间距 AHI：A13

表 7-4　肩关节半脱位的电针联合常规康复训练 vs 康复训练的结果总结表

结局指标	患者数（研究数）	证据质量（GRADE）	绝对效应	
			康复训练	电针＋康复与康复比较（95% CI）
FMA 评分	120（2 RCTs）	⊕⊕○○ 低 [a,b]	平均 18.55 分	提高 8.25 分（6.52，9.97）
VAS 评分	80（2 RCTs）	⊕⊕○○ 低 [a,b]	平均 3.42 分	降低 1.41 分（2.16，0.66）
ADL 评分	60（1 RCT）	⊕⊕○○ 低 [a,b]	平均 43.3 分	提高 33.2 分（27.59，38.81）

说明：

a. 受试者、研究人员及结局评价者未设置盲法。

b. 样本量不足限制了结果的准确性。

研究相关文献：

FMA 评分：A2，A4

VAS 评分：A3，A15

ADL 评分：A2

（二）针灸疗法的非随机对照试验

共有 2 项纳入了 122 例受试者的非随机对照试验评价了针灸疗法（A16，A17）。1 项研究评价了电针联合康复训练与康复训练的比较效果，结果显示电针联合康复训练可以改善患者的 FMA 评分（MD：10.84，[5.37，16.31]），日常活动能力 ADL 评分（MD：10.29，[5.50，15.08]）（A17）。另有 1 项研究比较了体针联合康复训练与康复训练比较的疗效，研究报告了有效率和 Brunstorm 量表，未进行进一步的分析（A16）。

（三）针灸疗法的无对照研究

共有 4 项纳入了 225 例受试者的无对照研究评价了体针疗法治疗肩关节半脱位的疗效（A18~A21）。所有的研究均是病例系列研究，评价了电针联合康复训练的效果。有超过 15 个不同的穴位应用在这些研究中，最常用的穴位是肩髃（LI15）、肩髎（TE14）、臂臑（LI14）、肩井（GB21）、天宗（SI11）、曲垣（SI13）。

（四）针灸疗法治疗肩关节半脱位的安全性

仅有 1 项研究报道了针灸疗法的安全性，报道提示无不良事件发生。中风后肩关节半脱位的人群对于针灸相关疗法较易耐受。

四、针灸治疗中风后肩痛

共有 24 项随机对照试验,25 篇文章评价了针灸疗法治疗中风后肩痛 (A22~A46,其中 A24、A25 来自同一个研究)。同时,有 1 项非随机对照试验 和 6 项无对照研究评价了肩痛治疗方法。

(一) 针灸疗法的随机对照试验

共有 24 项随机对照试验评价了体针治疗中风后肩痛的疗效。其中 1 项 研究(A40)比较了单纯针刺与康复训练的效果,另 1 项研究(A43)评价了 电针联合体针与外涂扶他林比较的效果。其他 22 项研究(A22~A39,A41, A42,A44~A46)评价了针灸疗法联合康复训练的效果。研究疗程从 10 天 (A33)到 60 天不等(A28)。

现有的研究中包括多种针灸疗法,包括体针、电针、体针联合灸法、艾灸、 体针联合头针、浮针及腕踝针。康复训练包括物理治疗、作业疗法、Bobath 运 动及其联合治疗等。大部分研究报道了既定的结局指标,包括上肢功能 FMA 评分,VAS 评分和日常生活活动能力评分。有 5 项研究仅用有效率来评价针 灸疗法的效果(A29,A32,A34,A41,A43)。

治疗的疗程从 10 天(A33)到 3 个月不等(A42)。报道最常用的针刺穴 位是肩髃、肩髎和肩贞。

偏倚风险

所有的研究均提到了随机,只有 10 项研究报道了正确的随机序列产生 的方法,评价为低偏倚风险。只有 1 项研究提到了用密封的信封去隐藏受试 者的分配,评价为低偏倚风险(A30)。所有的研究均未报道受试者、研究者及 结局评价者的盲法。1 项研究因为比较高的失访率(A38),在不完全结局数据 报告方面评价为高风险,4 项研究因为缺乏足够的信息评价为不清楚偏倚风 险。具体见表 7-5。

表 7-5　肩痛针灸疗法的随机对照试验的偏倚风险评估

偏倚风险条目	低风险 n	不清楚 n	高风险 n
随机序列的产生	10(41.7%)	14(58.3%)	0(100%)
分配方案的隐藏	1(4.2%)	23(95.8%)	0(100%)
受试者盲法	0(100%)	0(100%)	24(100%)
研究人员盲法	0(100%)	0(100%)	24(100%)
结局评价者盲法	0(100%)	24(100%)	0(100%)
不完全结局数据报告	19(79.1%)	4(16.7%)	1(4.2%)
选择性结局报告	0(100%)	24(100%)	0(100%)

结局指标

大部分研究报道了 3 个常用的结局指标:FMA 评分,VAS 评分和日常生活活动能力评分。有两项研究采用数字评分法(NRS)评价患者的疼痛(A25,A27)。1 项研究报道了神经功能缺损评分(A44)。每个结局指标的针灸效果如下,Meta 分析结果见表 7-6。

研究显示,体针联合康复训练与单纯康复训练比较可改善患者上肢 FMA 评分(MD:6.34,[4.47,8.20],I^2=0%)(A30,A37~A39,A45,A46),VAS 评分(MD:-2.14,[-2.50,-1.77],I^2=40%)(A30,A37~A39,A42,A45,A46),及日常活动能力评分(MD:17.30,[12.67,21.93],I^2=0%)(A30,A38,A39,A45)。

电针联合康复训练可改善上肢 FMA 评分(MD:12.89,[4.23,21.54],I^2=88%)(A24,A25,A27),VAS 评分(MD:-1.26,[-2.07,-0.45])(A26)及 NRS 评分(MD:-2.15,[-4.05,-0.25],I^2=94%)(A25,A27),及日常生活活动能力 9.62 分(95% CI[0.70,18.54])(A25)。

体针联合灸法及康复训练可降低 VAS 评分(MD:-2.17,[-3.34,-0.99],I^2=84%)(A35,A36)。艾灸联合康复训练可改善患者的 FMA 评分(MD:15.40,[7.20,23.60])(A22),改善疼痛评分(MD:-2.44,[-3.18,-1.70],I^2=19%)(A22,A23),及患者的日常活动能力评分(MD:14.11,[10.63,17.59])(A23)。

另外单个研究的结果显示,腕踝针联合康复训练可提高 Barthel 指数评分(MD:8.22,[0.24,16.20])(A33)。浮针联合康复训练可改善上肢 FMA 评分(MD:10.22,[4.22,16.22])(A28)及降低疼痛评分(MD:-3.19,[-3.75,

-2.63］)(A28)。体针联合头针可改善神经功能缺损评分(MD:-4.41,［-5.40,
-3.42］)(A44),具体合并分析的结果见表 7-6。

表 7-6　针灸疗法治疗中风后肩痛的 Meta 分析结果

干预措施	结局指标	研究个数	受试者(n)	效应值 MD［95% CI］	I^2(%)	纳入的研究
体针 + 康复	FMA 评分	6	332	6.34［4.47,8.20］*	0	A30,A37-A39,A45,A46
	VAS 评分	7	432	-2.14［-2.50,-1.77］*	40	A30,A37~A39,A42,A45,A46
	ADL 评分	4	182	17.30［12.67,21.93］*	0	A30,A38,A39,A45
电针 + 康复	FMA 评分	2	168	12.89［4.23,21.54］*	88	A24,A25,A27
	NRS 评分	2	168	-2.15［-4.05,-0.25］*	94	A25,A27
体针 + 灸法 + 康复	FMA 评分	2	84	8.38［-15.41,32.16］	100	A35,A36
	VAS 评分	2	84	-2.17［-3.34,-0.99］*	84	A35,A36
艾灸 + 康复	VAS 评分	2	94	-2.44［-3.18,-1.70］*	19	A22,A23

注:* 有统计学差异。

研究根据结局指标分组,不考虑对照组是采用了康复训练或是药物治疗。显示阳性结果的 Meta 分析中常用的针灸穴位包括肩髃、肩贞、肩髎、曲池、手三里及外关等,具体结果见表 7-7。

表 7-7　肩痛 Meta 分析中显示疗效较好的体针、电针和穴位按压疗法的穴位频数分析

结局指标	Meta 分析的个数	Meta 分析中研究个数	穴位(研究数)
FMA 评分	2	8 A24,A27,A30,A37~A39, A45,A46	TE14 Jianliao 肩髎(4) SI9 Jianzhen 肩贞(4) LI15 Jianyu 肩髃(3) LI11 Quchi 曲池(3) LI10 Shousanli 手三里(3) TE5 Waiguan 外关(3) CV12 Zhongwan 中脘(3) KI17 Shangqu 商曲(3)

续表

结局指标	Meta 分析的个数	Meta 分析中研究个数	穴位（研究数）
VAS/NRS 评分	3	11 A25，A27，A30，A35~A39， A42，A45，A46	TE14 Jianliao 肩髎（5） SI9 Jianzhen 肩贞（5） LI11 Quchi 曲池（5） LI15 Jianyu 肩髃（4） LI10 Shousanli 手三里（4） TE5 Waiguan 外关（4）
ADL 评分	1	4 A30，A38，A39，A45	SI9 Jianzhen 肩贞（2） SI11 Tianzong 天宗（2） CV12 Zhongwan 中脘（2） KI17 Shangqu 商曲（2）

GRADE 评价

我们评价了体针联合康复训练与康复训练比较的证据,体针联合康复训练能改善 FMA 上肢功能评分和缓解疼痛症状,证据级别为中等,同时可改善患者的日常生活活动能力,证据为低质量,具体见表 7-8。

表 7-8　肩痛的体针联合康复训练 VS 康复训练的结果总结表

结局指标	患者数（研究数）	证据质量（GRADE）	绝对效应	
			康复训练	体针 + 康复与康复比较（95% CI）
FMA 评分	332 （6 RCTs）	⊕⊕⊕○ 中 [a]	平均 24.42 分	提高 6.34 分 （4.47，8.2）
VAS 疼痛评分	432 （7 RCTs）	⊕⊕⊕○ 中 [a]	平均 4.49 分	降低 2.14 分 （−2.5，−1.77）
ADL 评分	182 （4 RCTs）	⊕⊕○○ 低 [a,b]	平均 51.76 分	提高 17.3 分 （12.67，21.93）
不良事件	100 （2 RCTs）	两项研究报道未发现不良事件		

说明:

a. 受试者、研究人员及结局评价者未设置盲法。

b. 样本量不足限制了结果的准确性。

研究相关文献:

FMA 评分:A30,A37~A39,A45,A46

Pain VAS 评分:A30,A37~A39,A42,A45,A46

ADL 评分:A30,A38,A39,A45

不良事件:A45,A46

（二）针灸疗法的非随机对照试验

仅有 1 项非随机对照试验报道了针灸疗法（A47），该研究纳入了 79 例受试者，评价了体针联合康复训练的疗效，结果显示体针综合疗法与康复训练比较，改善了 FMA 上肢功能评分（MD：1.90，[0.85,2.95]）和 VAS 评分（MD：1.40，[0.63,2.17]）。

（三）针灸疗法的无对照研究

6 项无对照研究评价了针灸疗法，5 项常规针刺治疗的研究（A48~A52）和 1 项腕踝针的研究共纳入了 361 例受试者（A53）。这些研究中应用的针灸穴位超过 20 个，最常用的是肩髃（LI15）、肩髎（TE14）、肩贞（SI9）、天宗（SI11），这些研究均未报道中医证型。

（四）针灸疗法治疗中风后肩痛的安全性

针灸疗法的 24 个随机对照试验中有 5 项研究（A24,A35,A41,A45,A46）报道了安全性指标。其中 4 项研究报道未发生不良事件（A35,A41,A45,A46）。仅有 1 项研究报道了个别患者接受电针治疗后出现了皮下瘀血（A24），未接受其他治疗，症状于 2 周后消退。非随机对照试验和无对照研究中未提供不良反应信息的报道。

五、针灸治疗中风后肩 - 手综合征

有 62 项随机对照试验和 21 项无对照研究研究评价了针灸疗法治疗中风后肩 - 手综合征的疗效。

（一）针灸疗法的随机对照试验

针灸疗法治疗中风后肩 - 手综合征共 62 项随机对照试验，纳入了 4 823 个受试者（A54~A115）。疗程范围从 10 天（A66）到 8 周（A58）不等，没有研究报道中医的证型。除了两项研究（A68,A111），其他 60 项研究评价了针灸联合常规治疗和 / 或康复训练的效果。

62 项研究中评价了多种的针灸疗法，包括体针、电针、浮针、艾灸、体针联合灸法、头针联合体针、项腕踝针及穴位照射。所有的对照组均使用了康复训练，常见的疗法包括物理治疗，作业疗法，Bobath 运动和他们的联合疗法等。

总体上,这些研究中应用的穴位超过 80 个以上,常用的穴位是肩髃(LI15)、曲池(LI11)、合谷(LI11)、外关(TE5)、肩髎(TE14)、肩贞(SI9)。

偏倚风险

纳入的研究均提及随机,但是仅有 18 项研究报告了正确的随机序列产生方法。有两项研究采用密闭的信封实施随机分配方案,被评价为低偏倚风险。受试者和研究者的盲法均未实施。结局评价者盲法因为缺乏详细的信息而偏倚风险评价为不清楚。1 项研究因为较高的失访率,并且未进行进一步的分析和解释而评价为高偏倚风险。两项研究缺乏足够的信息而评价为不清楚。大部分研究因为无相关的方案发表,选择性结局报告方面评价为不清楚,1 项研究因为预设的结局指标未报道而评价为高偏倚风险。

表 7-9　肩 - 手综合征针灸疗法的随机对照试验的偏倚风险评估

偏倚风险条目	低风险 n	不清楚 n	高风险 n
随机序列的产生	18(29.0%)	44(71.0%)	0(0%)
分配方案的隐藏	2(3.2%)	60(96.8%)	0(0%)
受试者盲法	0(0%)	0(0%)	62(100%)
研究人员盲法	0(0%)	0(0%)	62(100%)
结局评价者盲法	0(0%)	62(100%)	0(0%)
不完全结局数据报告	59(95.2%)	2(3.2%)	1(1.6%)
选择性结局报告	0(0%)	61(98.4%)	1(1.6%)

结局指标

62 个随机对照试验中报道最多的结局指标是 FMA 评分、VAS 评分、ADL 评分和神经功能缺损评分。每个结局指标的针灸效果如下,Meta 分析结果见表 7-10。

研究显示,体针联合康复训练可改善患者的上肢 FMA 评分(MD:7.84, $[5.95, 9.72]$,$I^2=80\%$)(A67,A72,A74,A77,A79,A80,A89,A91~A94,A97,A101,A103,A108),VAS 评分(MD:-1.73,$[-2.19, -1.27]$,$I^2=91\%$)(A67,A72,A74,A80,A83,A88,A89,A93,A94,A102,A106,A108),ADL 评分(MD:10.32,$[4.46, 16.17]$,$I^2=88\%$)(A79,A93,A96,A102,A103,A106,A108)及神经功能缺损评分(MD:-4.43,$[-5.01, -3.85]$,$I^2=0\%$)(A98,A92,A110)。

电针联合康复训练可改善患者的 FMA 评分（MD:10.64,［9.05,12.23］,I^2= 16%）（A59,A70,A71,A105,A107,A112~A114）,VAS 评分（MD:-1.55,［-1.91, -1.19］,I^2=55%）（A55,A57,A70,A71,A105,A107,A112~A114）,ADL 评分（MD: 8.27,［3.88,12.65］,I^2=70%）（A57,A59,A104,A107,A113）。

体针联合头针可改善上肢 FMA 评分（MD:7.18,［2.49,11.86］,I^2=94%）（A76,A82,A98,A109,A110）,VAS 评分（MD:-1.09,［-1.56,-0.62］,I^2=28%）（A98,A109,A110）,提高 Barthel 指数评分（MD:9.33,［1.14,17.52］）（A109）。

体针联合灸法和康复训练可改善 FMA 评分（MD:12.57,［10.45,14.68］, I^2=94%）（A81,A85~A87,A100）,VAS 评分（MD:-1.55,［-1.78,-1.32］,I^2=38%）（A87,A85,A86,A81）,ADL 评分（MD:15.81,［10.47,21.15］,I^2=79%）（A86,A81）。

浮针联合康复训练可改善 FMA 评分（MD:8.14［4.92,11.35］,I^2=38%）（A63, A64）,改善疼痛（MD:-1.86［-2.52,-1.19］,I^2=82%）（A61~A64）,提高 ADL 评分（8.97［3.70,14.24］）（A61）。

单个研究的结果显示,腕踝针联合康复训练可改善上肢 FMA 评分（MD: 8.51,［6.05,10.97］）（A84）,改善 VAS 评分（MD:-1.43,［-2.20,-0.66］）（A84）, 具体的合并分析结果见表 7-10。

表 7-10　针灸疗法治疗肩 - 手综合征的 Meta 分析结果

干预措施	结局指标	研究个数	受试者（n）	效应值（MD［95%CI］）	I^2(%)	纳入的研究
体针 + 康复	FMA 评分	15	1 410	7.84［5.95,9.72］*	80	A67,A72,A74,A77, A79,A80,A89,A91~ A94,A97,A101,A103, A108
	VAS 评分	12	1 059	-1.73［-2.19,-1.27］*	91	A67,A72,A74,A80, A83,A88,A89,A93, A94,A102,A106, A108
	ADL 评分	7	567	10.32［4.46,16.17］*	88	A79,A93,A96,A102, A103,A106,A108
	NDS 评分	3	240	-4.43［-5.01,-3.85］*	0	A92,A98,A110

续表

干预措施	结局指标	研究个数	受试者 (n)	效应值 (MD [95%CI])	I^2(%)	纳入的研究
电针 + 康复	FMA 评分	8	523	10.64 [9.05,12.23]*	16	A59,A70,A71,A105,A107,A112~A114
	VAS 评分	9	509	−1.55 [−1.91,−1.19]*	55	A55,A57,A70,A71,A105,A107,A112~A114
	ADL 评分	5	304	8.27 [3.88,12.65]*	70	A57,A59,A104,A107,A113
体针 + 头针 + 康复	FMA 评分	5	318	7.18 [2.49,11.86]*	94	A76,A82,A98,A109,A110
	VAS 评分	3	180	−1.09 [−1.56,−0.62]*	28	A98,A109,A110
体针 + 灸法 + 康复	FMA 评分	5	386	12.57 [10.45,14.68]*	94	A81,A85~A87,A100
	VAS 评分	4	306	−1.55 [−1.78,−1.32]*	38	A81,A85~A87
	ADL 评分	2	180	15.81 [10.47,21.15]*	79	A81,A86
浮针 + 康复	FMA 评分	2	140	8.14 [4.92,11.35]*	38	A63,A64
	VAS 评分	4	240	−1.86 [−2.52,−1.19]*	82	A61~A64

注:* 有统计学差异。

研究根据结局指标分组,不考虑对照组是采用了康复训练或是药物治疗,显示阳性结果的 Meta 分析中常用的针灸穴位以曲池、合谷、外关、肩髃、手三里为主,具体结果见表 7-11。

表 7-11　Meta 分析中显示疗效较好的体针、电针和穴位按压疗法的穴位频数分析

结局指标	Meta 分析的个数	Meta 分析中研究个数	穴位(研究数)
FMA 评分	3	28 A59,A67,A70~A72,A74,A77,A79~A81,A85~A89,A91~A94,A97,A100,A101,A103,A105,A107,A108,A112~A114	LI11 Quchi 曲池(16) LI4 Hegu 合谷(15) TE5 Waiguan 外关(15) LI15 Jianyu 肩髃(14) LI10 Shousanli 手三里(11) PC6 Neiguan 内关(10) TE14 Jianliao 肩髎(7) HT1 Jiquan 极泉(6) SI9 Jianzhen 肩贞(5) LU5 Chize 尺泽(5)

续表

结局指标	Meta 分析的个数	Meta 分析中研究个数	穴位（研究数）
VAS 评分	3	25 A55,A57,A67,A70~A72, A74,A80,A81,A83, A85~A89,A93,A94,A102, A105~A108,A112~A114	LI15 Jianyu 肩髃（13） LI4 Hegu 合谷（12） TE5 Waiguan 外关（12） LI11 Quchi 曲池（11） LI10 Shousanli 手三里（9） PC6 Neiguan 内关（8） TE14 Jianliao 肩髎（6） SI9 Jianzhen 肩贞（5）
ADL 评分	3	14 A57,A59,A79,A81,A86, A93,A96,A102~A104, A106~A108,A113	LI15 Jianyu 肩髃（12） TE5 Waiguan 外关（10） LI10 Shousanli 手三里（9） LI4 Hegu 合谷（9） PC6 Neiguan 内关（9） LI11 Quchi 曲池（8） TE14 Jianliao 肩髎（6）
NDS 评分	1	3 A92,A98,A110	LI15 Jianyu 肩髃（2） LI11 Quchi 曲池（2） TE5 Waiguan 外关（2）

GRADE 评价

关于肩 - 手综合征,我们评价了体针联合康复训练与康复训练比较的证据,以及电针联合康复训练与康复训练比较的证据。体针联合康复训练在上肢运动 FMA 评分、VAS 评分及日常生活活动能力方面的证据为低质量,电针联合康复训练在这些方面的证据为低到中等质量,具体见表 7-12 和表 7-13。

表 7-12　肩 - 手综合征的体针联合康复训练 VS 康复训练的结果总结表

结局指标	患者数 （研究数）	证据质量 （GRADE）	绝对效应	
			康复训练	体针 + 康复与康复 比较（95% CI）
FMA 评分	1 410 （15 RCTs）	⊕⊕○○ 低 [a,b]	平均 36.19 分	提高 7.84 分 （5.95,9.72）
VAS 疼痛评分	1 059 （12 RCTs）	⊕⊕○○ 低 [a,b]	平均 4.29 分	降低 1.73 分 （−2.19,−1.27）

续表

结局指标	患者数（研究数）	证据质量（GRADE）	绝对效应	
			康复训练	体针＋康复与康复比较（95% CI）
ADL 评分	567（7 RCTs）	⊕⊕◯◯低 [a,b]	平均 48.94 分	提高 10.32 分（4.46，16.17）
不良事件	82（1RCT）	1 项研究报道未发现不良事件		

说明：

a. 受试者、研究人员及结局评价者未设置盲法

b. 统计学异质性大

研究相关文献：

FMA 评分：A67，A72，A74，A77，A79，A80，A89，A91~A94，A97，A101，A103，A108

VAS 评分：A67，A72，A74，A80，A83，A88，A89，A93，A94，A102，A106，A108

ADL 评分：A79，A93，A96，A102，A103，A106，A108

不良事件：A67

表 7-13　肩 - 手综合征的电针联合常规康复训练 vs 康复训练的结果总结表

结局指标	患者数（研究数）	证据质量（GRADE）	绝对效应	
			康复训练	电针＋康复与康复比较（95% CI）
FMA 评分	523（8 RCTs）	⊕⊕⊕◯中 [a,b]	平均 32.26 分	提高 10.64 分（9.05，12.23）
VAS 评分	509（9 RCTs）	⊕⊕◯◯低 [a,b]	平均 3.79 分	降低 1.55 分（−1.91，−1.19）
ADL 评分	304（5 RCTs）	⊕⊕◯◯低 [a,b]	平均 58.00 分	提高 8.27 分（3.88，12.65）
不良事件	132（2RCTs）	1 项研究报道无不良事件发生。另 1 项研究报道治疗组 3 例，对照组 2 例出现治疗部位皮下出血，患者热敷后症状消失		

说明：

a. 受试者、研究人员及结局评价者未设置盲法。

b. 统计学异质性大。

研究相关文献：

FMA 评分：A59，A70，A71，A105，A107，A112~A114

VAS 评分：A55，A57，A70，A71，A105，A107，A112~A114

ADL 评分：A57，A59，A104，A107，A113

不良事件：A112，A114

（二）针灸疗法的无对照研究

21 项无对照研究评价了针灸疗法治疗中风后肩 - 手综合征的效果,共纳入 801 例受试者(A116~A136)。这些研究均在中国实施,包括 20 个病例系列研究(A116~A132,A134~A136) 和 1 个病例报告(A133)。针灸疗法包括 8 个体针研究(A116,A124,A125,A127,A132,A134~A136),5 个电针研究(A118~A120,A130,A131),两个体针联合灸法研究(A117,A126),两个灸法研究(A123,A133),穴位烫疗(A129)、浮针(A122)、电针联合体针(A128)、穴位电刺激各 1 个研究(A121)。所有这些研究未报道中医证型。超过 40 个穴位应用在这些研究中,最常用的穴位是肩髃(LI15)、曲池(LI11)、手三里(LI10)、外关(TE5)、合谷(LI4)、内关(LI4)、臂臑(LI14)、肩髎(TE14)、肩贞(TE14)、极泉(HT1)。

（三）针灸疗法治疗中风后肩 - 手综合征的安全性

62 项随机对照试验中有 5 项研究报道了针灸疗法的安全性(A67,A85,A110,A112,A114),其中 4 项研究报道无不良事件发生,1 项研究(A114)报道电针组 3 例,康复组 2 例出现皮下出血,这些症状较轻,外敷后症状消失。

22 项无对照研究中有两项研究报道了不良事件(A135,A136),两项研究均有 1 例晕针现象,患者未给予特殊治疗,休息后缓解;同时,两项研究中分别发生局部出血 6 例和 8 例。

六、国外应用受限的其他针灸相关疗法

16 项研究(A137~A152)共纳入 1 131 例受试者,年龄范围为 32~78 岁(A143),病程从 10 天到 14 个月不等(A143)。常用的针刺穴位有肩髃(LI15)、肩髎(TE14)、合谷(TE14)、外关(TE5)和曲池(LI11)。具体效果见表 7-14。

表 7-14　其他针灸疗法的的 Meta 分析结果

并发症	干预措施	对照组	结局指标	研究个数	效应值(MD[95% CI])	受试者(n)	纳入的研究
肩痛	穴位注射	安慰剂	FMA 评分	1	1.01[0.12,1.90]	24	A150

续表

并发症	干预措施	对照组	结局指标	研究个数	效应值（MD［95% CI］）	受试者（n）	纳入的研究
肩痛	穴位贴敷+康复	康复	VAS评分	1	−1.85［−2.02,−1.68］*	50	A144
	针刺联合埋线+康复	康复	VAS评分	1	−1.48［−1.89,−1.07］*	66	A148
肩-手综合征	穴位注射+康复	康复	FMA评分	3	11.33［9.68,12.97］*	281	A137,A145,A146
			VAS评分	3	−2.09［−2.55,−1.62］*	281	A137,A145,A146
			ADL评分	1	14.29［10.82,17.76］*	70	A146
	火针+康复	康复	FMA评分	2	13.38［0.34,26.42］*	146	A141,A142
			VAS评分	2	−1.62［−3.94,0.71］	146	A141,A142
	蜂针+康复	康复	FMA评分	1	9.26［4.96,13.56］*	59	A139,A140 同一个研究
			ADL评分	1	6.94［1.53,12.35］*	59	A139,A140
	穴位埋线+康复	康复	FMA评分	1	5.43［0.31,10.55］*	60	A143
			VAS评分	1	−1.26［−1.92,−0.60］*	60	A143
	药线点灸+康复	康复	FMA评分	1	14.73［12.37,17.09］*	121	A147
			ADL评分	1	7.94［5.05,10.83］*	121	A147
	锋勾针+康复	康复	FMA评分	1	7.26［3.66,10.86］*	60	A151
			VAS评分	1	−2.55［−3.55,−1.55］*	60	A151

注:* 有统计学差异。

127

中风后肩痛中,有 1 项研究提到穴位注射组有 1 例出现麻痹症状,安慰剂组 1 例出现短暂的局部疼痛,1 例出现疲劳,无严重不良事件发生(A150)。

蜂针治疗肩 - 手综合征的研究中提示,蜂针治疗组患者出现轻度的发热和针刺部位的肿胀,未做特殊处理,三天内发热及肿胀均自行消除(A139,A140)。

七、常用针灸疗法临床应用总结

针灸相关疗法是中医治疗中风后肩关节并发症的最常用的疗法。一些疗法也是临床实践指南和教科书推荐的疗法,体针或电针疗法是纳入临床试验中最常用的疗法。另外一些临床试验的疗法并没有被现有的临床实践指南或教科书中推荐,包括头皮针、浮针和腕踝针,这些疗法的证据将丰富现有的临床实践。

临床实践中最常用的针灸穴位分布在肩关节的周围,例如肩髃、肩髎和肩贞。这些穴位同样在现代的指南和教科书中推荐使用。

八、针灸疗法临床研究证据总结

1. 中医证型

针灸治疗中风后肩关节并发症的研究中均未提及中医证型的信息。

2. 纳入研究的质量

由于针灸疗法的特殊性,目前所有的研究均未对受试者、研究者及结局评价者设盲,仅有少量研究报道了正确的随机序列产生方法,纳入的研究质量总体较低。

3. 证据质量及总结

- 肩关节半脱位:电针联合康复训练可改善患者 FMA 评分(8.25 分)、VAS 评分(1.41 分)及 BI 评分(33.20 分),针刺常用的穴位以肩部的肩髃、肩井、肩髎、臂臑、天宗为主,平均治疗疗程为 4 周,证据质量为低。

- 肩痛
  - 针刺:普通针刺联合康复训练可改善患者 FMA 评分(6.34 分)、VAS

评分(2.14 分)及 BI 评分(17.30 分),平均治疗疗程为 3 周。电针联合康复训练也可改善患者 FMA 评分(12.89 分)及 NRS 评分(2.15分),平均治疗疗程为 30 天。两种疗法的阳性 Meta 分析提示常用的穴位以肩髎、肩贞、肩髃、曲池、手三里、外关为主,证据质量为中。

- 灸法:温针灸联合康复训练可改善患者的 VAS 评分(2.17 分),在肩部肩髃、肩髎、肩贞等穴位针刺的基础上施以艾条灸,平均疗程 3周。在康复训练的基础上单纯施以艾炷灸,也可改善患者的 VAS评分(2.44 分),穴位选择以肩痛点、肩髃、肩贞、肩髎为主,平均疗程为 3 周。

- 肩 - 手综合征
    - 针刺:普通针刺或电针联合康复训练均可改善患者 FMA 评分(7.84或 10.64 分)、VAS 评分(1.73 分或 1.55 分)及 BI 评分(10.32 或 8.27分)。Meta 分析中显示疗效较好的研究常用的穴位以曲池、合谷、外关、肩髃、手三里为主。平均疗程为 4 周,证据质量为为中。
    - 体针联合头针:康复训练的基础上联合体针及头针治疗可改善患者FMA 评分(7.18 分)及 VAS 评分(1.09 分)。体针以肩部肩髃、肩髎、肩贞等穴位为主,头针以顶颞部穴位为主。治疗周期平均为 4 周。
    - 针刺联合灸法:可改善患者的运动功能 FMA 评分(12.57 分)、VAS评分(1.55 分)及提高 BI(15.81 分),穴位仍以肩髃、曲池、外关合谷等为主,平均疗程为 4 周。
    - 浮针:浮针联合康复训练可改善患者 FMA 评分(8.14 分)、VAS 评分(1.86 分),浮针以肩部压痛点进行针刺,平均疗程为 3 周。
    - 穴位注射:穴位注射联合康复训练可改善患者的 FMA 评分(11.33分)、VAS 评分(2.09 分)及提高 MBI 评分(14.29 分),穴位选择以肩髃、肩髎、阿是穴为主,注射药物有丹参注射液、复方当归注射液等,隔日注射,平均疗程为 4 周。

4. 安全性

研究中报道的不良反应较少,针灸疗法治疗中风后肩关节并发症相对较安全。

总之,针灸疗法在治疗中风后肩关节并发症上显示了较好的疗效,特别是肩 - 手综合征。值得注意的是,体针和电针疗法的证据较其他针刺疗法的证据更多。治疗的选择多倾向于肩关节局部的穴位治疗。针对这三个肩关节并发症最常用的穴位是肩髃、肩髎和肩贞。临床研究中常推荐的针刺穴位位于手阳明大肠经、手太阳小肠经和手少阳三焦经上。临床实践中可考虑将肩髃、肩髎和肩贞作为针刺的基本处方。近些年出现的新的针灸疗法,如浮针、穴位注射等,在治疗中风后肩痛和肩 - 手综合征的临床实践中可考虑联合康复训练。总体上,针灸疗法治疗中风后肩关节并发症相对较安全。研究中提到有两例出现了针刺后晕针现象,症状均较轻,可能和体质虚弱、紧张、饥饿或者针刺刺激过强相关,临床医生在针刺前也需要和患者多沟通,减少晕针事件的发生。

参 考 文 献

［1］Lee J A, Park S W, Hwang P W, et al. Acupuncture for shoulder pain after stroke: a systematic review [J]. J Altern Complement Med, 2012, 18 (9): 818-823.

［2］聂文彬, 刘志顺, 赵宏. 针灸治疗中风后肩痛系统评价 [J]. 中国中医药信息杂志, 2012, 19 (4): 25-28.

［3］林郁芬, 李铮, 富晶晶, 等. 针刺结合康复训练治疗脑卒中后肩痛的系统评价 [J]. 护士进修杂志, 2015, 30 (11): 1004-1009.

［4］卢引明, 傅立新, 牟蛟, 等. 针灸治疗中风后肩手综合征的系统评价 [J]. 中国循证医学杂志, 2009, 9 (9): 976-978.

［5］徐琰, 李万瑶, 刘洁, 等. 针灸与康复治疗脑卒中后肩手综合征疗效比较的系统评价与 Meta 分析. 时珍国医国药 [J], 2013, 24 (7): 1794-1798.

［6］刘凯, 韩小蕾, 潘晓云, 等. 单纯针刺治疗脑卒中后肩手综合征的系统评价 [J]. 中国康复医学杂志, 2015, 30 (10): 1041-1045.

纳入研究参考文献

研究编号	参考文献
A1	叶斌,白玉龙,汪箐峰,等.点按肩髃穴对中风后肩关节半脱位患者的镇痛作用分析[J].中医药导报,2014,20(3):22-24.
A2	李晓艳,王艳,黄如意.电针结合肩部控制训练对脑卒中后肩关节半脱位的影响[J].针灸临床杂志,2014,30(7):40-42.

研究编号	参考文献
A3	陆瑾,张丽霞,刘孔江,等.电针结合康复手法治疗中风后肩关节半脱位临床观察[J].中国针灸,2010,30(1):31-34.
A4	关晨霞,郭钢花,李哲.电针配合康复训练治疗脑卒中后肩关节半脱位的临床观察[J].中国实用医刊,2009,(17):61-62.
A5	盛国滨,卜秀焕,龚娟娟,等.电针针刺经筋结点结合康复疗法治疗中风后肩关节半脱位的疗效观察[J].针灸临床杂志,2012,28(5):44-45.
A6	任亚平,于青,张志强,等.体针结合本体感觉神经肌肉促进技术对急性期脑卒中偏瘫患者肩关节半脱位的疗效观察[J].临床和实验医学杂志,2012,11(6):407-409.
A7	杨庆红,陈慧杰,唐强.头穴丛刺结合康复训练治疗脑卒中后肩关节半脱位的疗效观察[J].中医药学报,2010,38(6):97-98.
A8	孟昭亮,李晶,王艳,等.头穴丛刺结合神经网络仪对卒中偏瘫肩关节半脱位的临床观察[J].针灸临床杂志,2007,(10):34-35.
A9	赵一宇,刘红玲.头针配合康复手法治疗偏瘫肩关节半脱位[J].针灸临床杂志,2007,23(4):20-21.
A10	杨年煜,王勇丽.针刺对中风早期肩关节半脱位的疗效观察[J].河南中医,2011,31(8):925-926.
A11	朱肖菊,高维滨,杨续艳.针刺结合康复训练治疗中风后肩关节半脱位的临床观察[J].北京中医药大学学报(中医临床版),2007,(3):23-25.
A12	朱小娟.针刺结合康复治疗中风后肩关节半脱位的疗效观察[D].南京:南京中医药大学,2010.
A13	胡良玉.针刺结合康复技术治疗中风后肩关节半脱位临床疗效的观察[D].长沙:湖南中医药大学,2014.
A14	张余山.头穴丛刺结合闭链运动治疗脑卒中后肩关节半脱位的临床观察[D].哈尔滨:黑龙江中医药大学,2013.
A15	CHEN C H,CHEN T W,WENG M C,et al.The effect of electroacupuncture on shoulder subluxation for stroke patients[J].J Med Sci,2000,16(10):525-532.
A16	曲红伟,王威岩,何显峰.针刺五输穴结合康复手法对脑卒中后肩关节半脱位的疗效观察[J].中国中医药科技,2011,18(1):12.
A17	余贡献.针灸联合运动疗法治疗脑卒中后肩关节半脱位的疗效观察[J].当代医学,2012,18(35):85-26.
A18	杨来福,王文彪,王正辉.电针结合康复训练治疗中风后肩关节半脱位69例[J].中国医疗前沿,2010,(4):49,54.

续表

研究编号	参考文献
A19	孙永.电针透刺辅助康复治疗卒中后肩关节半脱位疗效观察[J].中国伤残医学,2012,20(10):95-96.
A20	惠向联.针灸配合电脑中频电刺激治疗中风后肩关节半脱位[J].内蒙古中医药,2014,(27):81,101.
A21	雷迈,卢斌,吴圣婕,等.电针配合康复作业疗法治疗中风后肩关节半脱位60例[J].广西中医药,2009,32(6):12-13.
A22	张文娟,龚秀琴.艾灸结合康复护理对脑卒中后肩痛患者关节功能及生活质量的影响[J].国际护理学杂志,2014,33(12):3369-3372.
A23	潘素兰,张冲,邓秋兰.艾柱灸配合康复训练治疗脑卒中偏瘫肩痛的疗效观察及护理[J].辽宁中医杂志,2010,37(5):927-928.
A24	包烨华,王延武,楚佳梅,等.电针结合康复对中风后偏瘫肩痛患者疼痛及上肢运动功能改善作用的临床观察[J].中国中医药科技,2012,19(1):59-60.
A25	包烨华,王延武,楚佳梅,等.电针结合康复对中风后偏瘫肩痛疗效观察[J].中华中医药学刊,2011,(11):2536-2539.
A26	陆建虎,陆瑾,张丽霞,等.电针结合康复手法治疗卒中后肩痛30例临床观察[J].江苏中医药,2013,45(1):60-61.
A27	黄丽琴.电针配合康复治疗脑卒中偏瘫肩痛临床疗效观察[J].中医药学报,2010,38(4):93-94.
A28	倪欢欢,吴耀持,包歆滟,等.浮刺配合棍棒操治疗中风后肩痛疗效观察[J].上海针灸杂志,2013,32(12):1001-1003.
A29	贺青涛,曾科学.浮针疗法结合康复训练治疗脑卒中后肩痛39例[J].云南中医中药杂志,2014,35(9):56-57.
A30	陈红霞,何铭谦,谢仁明.腹针结合康复训练治疗卒中后肩痛的临床观察[J].南京中医药大学学报,2011,27(4):333-335.
A31	程燕玲,李世华.接气通经针刺法结合运动康复治疗卒中后肩痛[J].针灸临床杂志,2006,22(5):39-40.
A32	刘声,石志勇.头针、体针配合康复训练治疗中风后偏瘫肩痛疗效观察[J].世界针灸杂志(英文版),2013,23(1):21-26.
A33	石敦康,唐小山.腕踝针配合康复疗法治疗脑卒中后肩痛的临床研究[J].成都中医药大学学报,2011,34(1):33-35.
A34	徐磊,江勇,曹小芳,等.腕踝针配合康复训练治疗偏瘫肩痛[J].中华全科医学,2011,9(12):1865-1866.

续表

研究编号	参考文献
A35	肖春海,李明.温针灸配合康复疗法治疗中风后肩痛22例疗效观察[J].河北中医,2014,36(11):1672-1673.
A36	郭媛媛,陈建平.温针治疗脑卒中后肩痛的临床研究[J].中国康复医学杂志,2012,27(3):275-277.
A37	张忠霞,张岩,于天英,等.针刺肩痛穴联合运动疗法治疗脑卒中偏瘫后肩痛疗效观察[J].山东医药,2012,52(27):82-83.
A38	高真真,徐道明,李彦彩,等.针刺结合肩部控制训练对脑卒中后肩痛的康复疗效观察[J].中国康复医学杂志,2014,29(4):370-372.
A39	林奕君,徐丽莺.针刺结合康复训练对中风后肩痛疗效观察[J].亚太传统医药,2014,10(7):64-65.
A40	粟胜勇,邓柏颖,黄锦军,等.针刺治疗中风偏瘫后肩痛40例临床观察[J].广西中医药,2009,32(2):32-4.
A41	周震.针灸联合康复治疗脑卒中后肩痛随机平行对照研究[J].实用中医内科杂志,2013,27(11):151-152.
A42	张宾.针灸治疗偏瘫肩痛的疗效观察[J].临床合理用药杂志,2012,5(15):83.
A43	刘悦,孙红.针灸治疗中风后肩痛临床观察[J].中国针灸,2013,33(S1):9-10.
A44	龚辉,唐强.针康法治疗脑卒中后偏瘫肩痛的临床观察[J].针灸临床杂志,2010,26(1):10-11.
A45	杨继发.腹针配合现代康复技术治疗卒中后肩痛的临床研究[D].广州:广州中医药大学,2010.
A46	陈家宏.腹针疗法对脑卒中后肩痛患者上肢功能的影响[D].广州:广州中医药大学,2013.
A47	胡俊霞,薛立文.针刺结合康复训练治疗中风后肩关节疼痛40例[J].陕西中医,2010,31(10):1392-1393.
A48	王新良,杨延庆,宋平.芒针透刺配合康复治疗中风恢复期肩关节疼痛的疗效观察[J].按摩与康复医学,2015,6(1):38-39.
A49	朱慎勇,夏菊官,王中伟.双针巨刺治疗偏瘫性肩痛94例[J].上海针灸杂志,1997,16(4):26.
A50	葛俊领,刘银鸿,张永敏.针推疗法治疗中风后肩痛[J].四川中医,2007,25(6):101.
A51	郭青.滞针法电针加TDP照射治疗中风后偏瘫肩痛50例[J].陕西中医,2006,27(7):858-859.

续表

研究编号	参考文献
A52	张健.中风肩瘫伴肩痛患者的康复治疗效果观察(附22例报告)[J].九江医学,1999,14(3):148-150.
A53	张招娣,胡蓉,李博文,等.腕踝针配合康复训练治疗中风偏瘫肩痛的临床疗效观察[J].贵阳中医学院学报,2010,32(5):57-58.
A54	郑盛惠,吴玉娟,常洁,等.赤凤迎源针法对脑卒中后肩手综合征患者生存质量的影响[J].中医药信息,2013,30(5):89-92.
A55	史清钊,李春璐.电针对缓解肩手综合征腕部水肿与疼痛疗效的观察[J].航空航天医药,2007,18(1):16-18.
A56	林坚.电针合康复训练治疗脑卒中后肩手综合征60例[J].福建中医学院学报,2008,18(3):46-47.
A57	高鹏,李月霞,王志,等.电针及康复训练对肩手综合征的疗效分析[J].按摩与康复医学,2011,2(2):49-50.
A58	段英春,刘芳,张彦.电针结合康复训练治疗肩手综合征[J].吉林中医药,2014,(2):190-191.
A59	乔桂芳,郑威平.电针结合气压循环治疗脑卒中后肩手综合征临床观察[J].按摩与康复医学,2012,3(33):401-402.
A60	黎明全.电针手阳明经五腧穴治疗脑卒中后肩-手综合征临床研究[J].吉林中医药,2013,33(2):191-192.
A61	汪军,崔晓,倪欢欢,等.浮刺合康复训练治疗脑卒中后肩手综合征肩部疼痛疗效观察[J].中国针灸,2013,33(4):294-298.
A62	倪欢欢,崔晓,胡永善,等.浮刺结合功能训练治疗肩手综合征疗效观察[J].上海针灸杂志,2010,29(6):367-368.
A63	王翀敏,陈晓禹.浮针疗法结合康复训练治疗卒中后肩手综合征30例临床观察[J].江苏中医药,2011,43(3):67-68.
A64	杨丹,何晓晓,蔡伟,等.浮针配合康复治疗卒中后肩手综合征疗效观察及机制探讨[J].时珍国医国药,2015,26(1):139-141.
A65	杜何欣,杜雪峰,杨路庭,等.隔附子饼灸治疗脑卒中后肩手综合征临床观察[J].中国中医药信息杂志,2012,19(1):71-72.
A66	张铭,黄莹.红外线穴位照射治疗中风后肩手综合征的临床分析[J].中国实用神经疾病杂志,2011,14(24):60-61.
A67	徐世芬,庄礼兴,贾超,等.靳三针疗法配合功能训练治疗中风偏瘫后肩手综合征的临床观察[J].广州中医药大学学报,2010,27(1):19-22.

研究编号	参考文献
A68	林涵,庄礼兴,贺君.靳三针疗法治疗卒中后肩手综合征随机对照研究[J].广州中医药大学学报,2012,29(4):389-391,401.
A69	武峙璇,金泽.颈部央脊穴结合透刺针法治疗中风肩-手综合征60例临床观察[J].黑龙江中医药,2011,40(5):51.
A70	侯智.康复训练结合针灸治疗脑卒中后肩手综合征Ⅰ期的疗效评价[J].实用临床医药杂志,2014,18(5):58-59,66.
A71	贾澄杰,倪光夏,谭辉,等.康复训练结合针灸治疗脑卒中后肩手综合征Ⅰ期临床疗效观察[J].长春中医药大学学报,2012,28(4):711-712.
A72	周飞雄,曾科学,陆彦青.康复训练配合太极针法治疗卒中后肩手综合征临床疗效观察[J].现代诊断与治疗,2013,24(5):1004-1006.
A73	常文艳,杨欣.雷火灸结合康复手法治疗肩手综合征临床观察[J].辽宁中医药大学学报,2013,15(9):191-192.
A74	刘远明.缪刺肩痛穴结合康复训练治疗肩手综合征的临床研究[J].甘肃医药,2009,28(3):176-178.
A75	林志瑜.缪刺条口结合康复训练治疗肩手综合征的临床研究[J].中国社区医师·医学专业,2008,10(23):150-151.
A76	李岚,马臣,崔旻,等.脑卒中后肩手综合征康复治疗临床观察[J].按摩与康复医学,2011,2(14):92.
A77	苏久龙,潘翠环,万新炉.平衡针刺及功能训练治疗脑卒中后肩手综合征[J].中国康复,2010,25(3):188-189.
A78	李念.平衡针刺及康复训练治疗脑卒中后肩手综合征临床观察[J].四川中医,2014,32(4):161-162.
A79	万新炉,苏久龙,叶正茂,等.平衡针刺结合功能训练对脑卒中后肩-手综合征的疗效观察[J].国际医药卫生导报,2012,18(24):3534-3537.
A80	尹景春.全经针刺结合康复训练治疗中风后肩手综合征的临床观察[D].长沙:湖南中医药大学,2014.
A81	徐海燕,熊俊,何立东.热敏灸结合针刺治疗脑卒中后肩手综合征Ⅰ期临床观察[J].亚太传统医药,2014,10(19):96-98.
A82	温静,张连城.调神通络法结合康复训练治疗卒中后肩手综合征30例临床观察[J].江苏中医药,2009,41(8):55-56.
A83	秦宏,施丽俊,张宇,等.头穴透刺配合康复训练治疗脑卒中后肩手综合征疗效观察[J].上海针灸杂志,2013,32(3):167-169.

研究编号	参考文献
A84	冯玲媚,刘明辉.腕踝针结合康复训练治疗脑梗死后肩手综合征的临床疗效观察[J].辽宁中医杂志,2012,39(6):1147-1148.
A85	聂文彬,赵宏.温通三焦法配合康复训练治疗肩手综合征临床观察[J].上海针灸杂志,2011,30(4):217-219.
A86	邱昌民.温针灸结合康复疗法治疗脑卒中后肩手综合征临床观察[J].中国中医急症,2011,20(5):699,736.
A87	刘志文,费英俊,郜时华,等.温针灸结合运动疗法治疗脑卒中后肩手综合征的疗效观察[J].中国疗养医学,2013,22(2):139-140.
A88	史术峰.循经远端选穴配合运动疗法治疗肩手综合征[J].针灸临床杂志,2012,28(5):18-20.
A89	吴志刚.针刺结合康复训练治疗脑卒中后肩手综合征100例[J].中国中医药现代远程教育,2014,(20):81-82.
A90	杨健.针刺结合康复训练治疗脑卒中后肩手综合征43例疗效观察[J].河北中医药学报,2011,26(1):27-28.
A91	尚艳杰,马程程,蔡玉颖,等.针刺结合康复治疗中风后肩-手综合征[J].中国针灸,2008,28(5):331-333.
A92	万文蓉,王天磊,程绍鲁,等.针刺结合康复治疗中风后肩手综合征:随机对照研究[J].中国针灸,2013,33(11):970-974.
A93	赵素萍.针刺联合康复训练治疗脑卒中后肩手综合征40例[J].河南中医,2014,34(9):1823-1825.
A94	林红霞,叶关泉,廖辉雄,等.针刺联合康复训练治疗脑卒中后肩手综合征的疗效观察[J].世界中医药,2014,9(1):84-85,88.
A95	陈静.针刺联合神经妥乐平治疗脑卒中后肩手综合征30例疗效观察[J].湖南中医杂志,2014,30(7):101-102.
A96	王小清,高崇,马松武.针刺配合康复训练治疗脑卒中后肩手综合征的疗效观察[J].临床和实验医学杂志,2012,11(12):942-943.
A97	于春梅,毛忠南.针刺配合手法康复治疗肩手综合征(Ⅰ期)60例疗效观察[J].中国社区医师,2011,27(40):16.
A98	滕秀英,王杨.针刺人迎穴为主治疗脑梗死后肩手综合征临床观察[J].上海针灸杂志,2012,31(8):562-563.
A99	陈鸣.针刺治疗脑卒中后肩-手综合症的临床观察[J].中国热带医学,2008,8(10):1781,1717.

研究编号	参考文献
A100	汤治中,徐应乐,易进科,等.针灸结合康复训练对肩手综合征患者肩痛及运动功能的影响[J].陕西中医,2013,34(7):882-883.
A101	沈振华.针灸结合康复训练治疗肩手综合征疗效观察[J].深圳中西医结合杂志,2014,24(8):56-58.
A102	杨秋汇,吕福全.中西医结合治疗中风后肩手综合征临床观察[J].黑龙江中医药,2011,40(5):45-46.
A103	钟青,冯琼华,易刚.综合康复疗法治疗脑卒中后肩手综合征的疗效观察[J].实用医院临床杂志,2011,8(4):115-116.
A104	冯晓东.综合疗法对脑卒中后肩手综合征患者60例临床疗效观察[J].中国实用神经疾病杂志,2008,11(4):76-77.
A105	章荣,周蜜娟.综合疗法治疗卒中后肩手综合征疗效观察[J].中国康复医学杂志,2008,23(6):545-546.
A106	廖华薇.作业疗法合针灸治疗肩手综合征45例疗效观察[J].上海针灸杂志,2006,25(3):9-10.
A107	李峰,涂美.作业疗法配合电针治疗脑卒中后肩手综合征Ⅰ期疗效观察[J].中国药物经济学,2013,(S3):370-371.
A108	郑盛惠,吴玉娟,常洁,等.赤凤迎源针法治疗脑卒中后肩手综合征的疗效观察[J].中国康复,2013,28(1):40-41.
A109	邱婷婷.针刺结合运动疗法治疗脑卒中后肩手综合征的临床研究[D].哈尔滨:黑龙江中医药大学,2011.
A110	谢芹.针刺结合康复训练治疗脑卒中肩手综合征的临床研究[D].广州:广州中医药大学,2010.
A111	宋祖琪.电针与低频电治疗中风后肩手综合征疗效的比较研究[D].武汉:湖北中医药大学,2011.
A112	徐哲.电针手阳明经五输穴治疗中风后肩手综合征的临床观[D].长春:长春中医药大学,2008.
A113	尤阳.电针配合康复训练治疗脑卒中后肩手综合征的临床研究[D].济南:山东中医药大学,2011.
A114	张效玮.电针结合康复训练治疗中风后肩手综合征的疗效观察[D].广州:广州中医药大学,2011.
A115	武峙璇.颈部夹脊穴结合透刺针法治疗卒中后肩-手综合征Ⅰ期的临床疗效[D].哈尔滨:黑龙江中医药大学,2011.

研究编号	参考文献
A116	CHENG X.Treatment of 40 Cases of Poststroke Shoulder-Hand Syndrome by Acupuncture［J］.Journal of Acupuncture and Tuina Science,2008,6(1):17-18.
A117	朱永刚,苏清伦,赵秦,等.电针结合艾灸治疗中风后肩手综合征30例［J］.广西中医药,2011,34(6):25-26.
A118	陈毕能,付谦,李莉.电针结合康复训练治疗肩-手综合征96例分析［J］.中国误诊学杂志,2012,12(17):4682.
A119	杨来福,郭学军.电针与综合康复治疗脑卒中后肩手综合征54例［J］.医学信息,2009,22(10):2088-2090.
A120	段英春,刘芳,杨晓禹.电针治疗脑卒中后肩手综合征36例［J］.吉林中医药,2014,34(4):415-416.
A121	刘刚,林妙君.电致孔脉冲仪配合正清风痛宁透药治疗中风后肩手综合征30例临床观察［J］.中医药导报,2012,18(4):98-99.
A122	周昭辉,庄礼兴,江钢辉,等.浮针疗法治疗中风后肩手综合征临床观察［J］.针灸临床杂志,2014,30(2):28-30.
A123	杨思奇.热敏灸配合康复训练治疗脑卒中后肩手综合征46例［J］.吉林中医药,2011,31(9):887-888.
A124	冯宝领,郑健刚.醒脑开窍针刺加康复训练治疗脑卒中后肩-手综合征42例疗效观察［J］.黑龙江中医药,2012,41(1):33-34.
A125	邢丹智,金明珠,王小琴.针刺关节松动术治疗脑卒中病后肩手综合征14例疗效观察［J］.中国民康医学,2008,20(5A):932-933.
A126	沙碧源,尹昌浩,赵维纳.针刺配合手法康复治疗脑中风后肩-手综合征46例临床观察［J］.实用心脑肺血管病杂志,2010,18(4):471.
A127	李杰.针刺为主治疗中风后肩手综合征的临床体会［J］.四川中医,2006,24(9):106-107.
A128	刘运珠,张美花.针刺运动疗法治疗脑卒中并发肩手综合征60例［J］.江苏中医药,2007,39(9):54.
A129	蔡超群.中药穴位烫疗脑卒中后肩-手综合征的观察及护理40例［J］.实用护理杂志,2002,18(7):53.
A130	石翠霞,谢瑞娟,王晓红,等.综合康复疗法治疗脑卒中后肩手综合征［J］.医学研究与教育,2013,30(6):65-67,85.
A131	张建宏,范建中,彭楠,等.综合康复治疗脑卒中后肩手综合征的疗效观察［J］.中华物理医学与康复杂志,2005,27(9):537-540.

续表

研究编号	参考文献
A132	甘惠珍.综合治疗脑血管病肩手综合徵的疗效观察[J].华夏医药,2009,4(5):387-388.
A133	郑婕,朱现民.隔姜泥重灸法治疗卒中后肩-手综合征的临床体会[J].中国民间疗法,2014,(12):11-12.
A134	谢芹,庄礼兴,贺君.靳三针治疗脑卒中后肩手综合征疗效观察[J].上海针灸杂志,2011,30(7):462-463.
A135	顾宝光.长圆针治疗偏瘫后肩-手综合征Ⅰ期临床疗效及安全性观察[D].北京:北京中医药大学,2009.
A136	梁翠梅.长圆针治疗脑卒中偏瘫后肩-手综合征Ⅰ期疗效观察[D].北京:北京中医药大学,2010.
A137	计静,陈建兰,姚憬,等.丹参穴位注射结合气压治疗肩手综合征Ⅰ期疗效观察[J].浙江中西医结合杂志,2011,21(12):861-862.
A138	廖明霞,朱彬,罗霁.电针结合康复训练治疗脑卒中后肩-手综合征疗效观察[J].四川中医,2013,31(3):125-127.
A139	崔韶阳,李万瑶,刘悦,等.蜂针结合康复训练对脑卒中后肩手综合征患者的疼痛及运动功能影响[J].中华中医药杂志,2011,26(5):1126-1129.
A140	刘悦,王小寅,崔韶阳,等.蜂针配合康复训练治疗中风后肩手综合征疗效观察[J].上海针灸杂志,2012,31(11):786-787.
A141	王霞,王卫强.火针疗法治疗肩手综合征43例[J].光明中医,2011,26(4):754-756.
A142	徐凯,华兰英,叶晓娟.火针治疗中风后肩手综合征临床观察[J].新中医,2012,44(10):99-101.
A143	叶翠河,欧彩娣,陈燕宜.埋线配合康复训练治疗脑卒中后肩手综合征的疗效观察[J].按摩与康复医学,2011,2(7):44-45.
A144	陈晓枫,程熙,夏敏.穴位贴敷配合康复训练治疗脑卒中后肩痛50例[J].光明中医,2013,28(10):2111-2112.
A145	何炯,易晓净.穴位注射结合功能训练治疗肩手综合征疗效观察[J].中国康复医学杂志,2008,23(12):1117-1118.
A146	王利霞,徐爱君.穴位注射配合康复训练治疗脑卒中肩手综合征36例[J].实用中医内科杂志,2009,23(8):72-73.
A147	何乾超,蔡卓冶,蔡伦,等.药线点灸结合运动疗法对脑卒中后早期肩-手综合征的疗效[J].中国康复医学杂志,2013,28(8):773-774.

续表

研究编号	参考文献
A148	肖青云.针刺配合埋线治疗中风后偏瘫肩痛的临床疗效观察[J].中国中医药现代远程教育,2006,4(12):31-33.
A149	王雅娟."益气活血,通络止痛"针法联合康复疗法治疗脑卒中后肩-手综合征的临床研究[D].沈阳:辽宁中医药大学,2008.
A150	SEO Y R,JUNG W S,PARK S U,et al.The effect of ouhyul herbal acupuncture point injections on shoulder pain after Stroke[J].Evidence-Based Complementary and Alternative Medicine,2013,(2):504686.
A151	王卫强,孟立强,冀来喜.锋勾针治疗中风后肩手综合征临床研究[J].贵阳中医学院学报,2014,36(1):95-97
A152	杨勇敏,唐桂华.丹参注射液穴位注射治疗肩手综合征132例[J].淮海医药,1998,16(2):58

第八章 其他中医疗法治疗中风后肩关节并发症的临床研究证据

导语:除了中草药和针灸疗法,中医其他疗法如推拿、拔罐也用来治疗中风后的肩关节并发症。本章系统整理了相关的临床研究文献,并评价了相应的证据。系统检索了9个中英文数据库,根据纳入排除标准,最终纳入16个随机对照试验的研究,并通过系统评价评估了中医其他疗法的疗效和安全性。目前中医其他疗法治疗中风后肩关节并发症的证据仍较少。主要结果如下:

- 推拿联合康复训练可改善肩关节半脱位患者的运动功能,同时可改善患者肩峰至肱骨头的间距,治疗的部位以肩部的三角肌、斜方肌等为主,同时按摩肩髃、肩贞、肩井和天宗穴位,每次治疗50分钟,平均治疗疗程为7周。

- 康复训练基础上联合推拿或拔罐疗法均可改善中风肩痛患者的运动功能,缓解疼痛及提高肩关节活动度,平均治疗疗程为4周,治疗同样以肩部肌肉及肩部的穴位为主。

- 放血联合拔罐也可改善肩痛患者的运动功能,缓解疼痛及日常活动能力,选择肩关节的最痛点进行放血拔罐,疗程为30天。

- 推拿或拔罐疗法联合康复训练可改善肩-手综合征患者的日常活动能力,平均疗程为30天,治疗选择患侧的天宗、肩髃、曲池、手三里及合谷等为主。

- 其他疗法如拔罐联合放血、推拿联合刮痧等也可改善肩-手综合征患者的运动功能,缓解疼痛及日常活动能力。

本章评价了中医其他疗法治疗中风后肩关节并发症(包括肩关节半脱位、肩痛和肩-手综合征)的临床研究证据。应用临床随机对照试验的证据评价中医其他疗法的疗效和安全性,同时通过梳理无对照研究总结相关疗法的主要信息。

一、临床研究文献筛选

根据入选标准,共纳入 16 项随机对照试验和 5 项无对照研究(图 8-1),其中 6 个研究(5 项随机对照试验和 1 项无对照研究)应用的疗法因文化法规等原因在国外应用受到一定限制,故分开阐述。

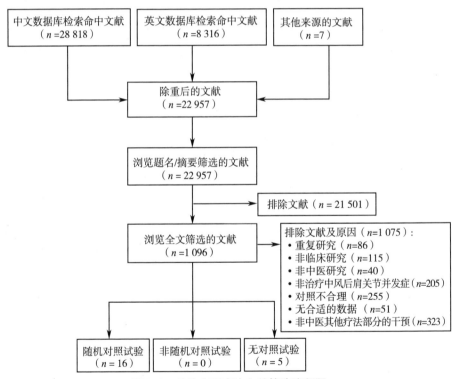

图 8-1　其他中医疗法文献筛选流程图

纳入的 11 项随机对照试验(O1~O11)和 4 项无对照研究(O12~O15)中,9 项随机对照试验和 4 个无对照研究报道了推拿疗法,两个随机对照试验报道了拔罐疗法。

纳入的 11 项个随机对照试验中，1 项是关于肩痛伴有肩关节半脱位的研究（O1），2 项是关于肩关节半脱位的研究（O2，O3），4 项是关于肩痛的研究（O4~O7），4 项是关于肩 - 手综合征的研究（O8~O11）。所有的随机对照试验均在中国进行，共纳入 784 例受试者，年龄范围从 28 岁（O1）到 79 岁（O4），男性例数（n=421）多于女性（n=283）。

4 个无对照的研究中，其中肩关节半脱位研究 1 项（O14），肩 - 手综合征的研究两项（O12，O13），另有 1 项研究总体报道了中风后的肩部并发症（O15）。这些研究都报道了推拿的疗效，共纳入了 271 例受试者（O12~O15）。

另外 6 个研究应用的疗法因文化法规等原因在国外应用受到一定限制，具体研究特点如下：

有 6 项研究报道了相关疗法（O16~O21），共纳入 5 个随机对照试验（O16~O20）和 1 个无对照研究（O21）。其中 4 项随机对照试验报道了放血联合拔罐疗法，1 项随机对照试验报道了推拿联合刮痧和 1 个无对照研究报道了放血疗法。纳入的研究中，1 项研究调查了中风后肩痛，其他 5 项研究关注的是中风后肩 - 手综合征。所有的随机对照试验均在中国进行，共纳入 417 例受试者，平均年龄 62.97 岁。

纳入的随机对照试验的偏倚风险评估

所有的研究均提到了"随机"，但是关于随机序列的产生，没有研究描述具体的细节或正确的方法。有 4 项研究采用了错误的随机方法，因此评价为高偏倚风险。所有的研究未描述分配隐藏的细节。因为研究多是关注中医药疗法联合西医的疗效，对实施者和受试者实施盲法较难实现，所以关于研究的受试者和实施者的盲法评价均为高偏倚风险。研究中均未提到结局指标评价者是否设盲，因此评价为不明确。所有的研究在不完全结局数据方面评价为低风险。选择性结局报告方面，因研究均未找到相关的方案发表或试验注册，所以均评价为不清楚。具体见表 8-1。

表 8-1 其他中医疗法纳入的随机对照试验的偏倚风险评估

偏倚风险评估的条目	低风险 n	不清楚 n	高风险 n
随机序列的产生	0(0%)	7(63.4%)	4(27.3%)
分配方案的隐藏	0(0%)	11(100%)	0(0%)
受试者盲法	0(0%)	0(0%)	11(100%)
研究人员盲法	0(0%)	0(0%)	11(100%)
结局评价者盲法	0(0%)	11(100%)	0(0%)
不完全结局数据报告	11(100%)	0(0%)	0(0%)
选择性结局报告	0(0%)	11(100%)	0(0%)

二、其他中医疗法治疗中风后肩关节半脱位

肩关节半脱位是中风后的常见并发症。中风后肩关节半脱位的系统管理和治疗有助于预防病情的进展和减轻疼痛。中医疗法如推拿,有助于增强肌力和缓解疼痛。3 个随机对照试验(O1~O3)和 1 个无对照研究(O14)评价了推拿联合西医康复训练治疗肩关节半脱位的疗效。

1. 推拿疗法的随机对照试验

共有 3 项研究 190 例受试者纳入评价(O1~O3),所有这些研究评价了推拿联合康复训练治疗肩关节半脱位的效果,患者的病程从 3 周到 9 个月不等。1 项纳入 100 例患者的随机对照试验评价了推拿联合康复训练与单纯康复训练比较治疗中风后肩关节半脱位的疗效(O2)。研究中提到临床医生在患者肩部的三角肌、斜方肌、冈上肌、冈下肌部位推拿,以及按摩肩髃、肩贞、肩井和天宗等穴位,每次 50 分钟,每周 5 次,共治疗 6 周。推拿联合康复训练在上肢运动功能 FMA 评分方面优于单纯的康复训练(MD:7.18[2.64,11.72]),这篇研究也采用肩峰至肱骨头间距 AHI 来评价疗效,联合治疗组的患侧 AHI 小于单纯康复组(MD:-2.16[-3.88,-0.44])。另 1 项随机对照试验也报道了上肢运动功能 FMA 评分、肩痛 VAS 评分和肩峰至肱骨头间距 AHI,但是具体的数据细节有缺失(O1)。

另外,三个研究均报道了有效率的指标(O1~O3),因有效率相关的评价标

准不一致,所以未对相关数据进行合并。

2. 推拿疗法的无对照研究

1 项无对照研究(O14)评价了推拿联合康复训练治疗中风后肩关节半脱位的疗效。研究提到在患者局部按摩肌肉和穴位,每次在达到患者肩关节复位的指征时结束手法。

三、其他中医疗法治疗中风后肩痛

肩痛是中风患者的常见并发症,也可伴随肩关节半脱位出现,临床治疗以缓解疼痛和改善肩部运动功能为主。5 项随机对照试验共纳入 358 例受试者,评价了中医其他疗法联合康复训练治疗中风后肩痛的疗效(O1,O4~O7)。其中 4 项研究比较了推拿联合康复训练与单纯的康复训练的疗效(O1,O4~O6),1 项研究评价了拔罐疗法联合康复训练的效果(O7)。治疗周期从 3 周(O4)到 8 周不等(O1)。中英文数据库均未找到中医其他疗法治疗中风后肩痛的非随机对照研究和无对照研究。

(一)推拿

推拿疗法的随机对照试验

4 个研究(O1,O4~O6)比较了推拿联合康复训练与单纯的康复训练的疗效,主要报道的结局指标有 FMA 评分,VAS 评分,肩关节活动度及有效率。

FMA 评分

1 项研究报道了上肢运动功能障碍 FMA 评分(O4),研究显示推拿联合康复训练优于基础治疗联合康复训练(MD:6.00 [3.85,8.15])。

VAS 评分

3 项随机对照试验报道了 VAS,共纳入 244 例受试者(O4~O6)。Meta 分析结果显示推拿联合康复训练可降低患者的疼痛症状(MD:−1.05 [−1.69,−0.42],I^2=84%)。

肩关节活动度

1 项报道肩关节活动度的研究显示(O4),推拿联合康复训练优于单纯的康复训练(MD:23.30 [21.43,25.17])。

有效率

另外,有 2 项研究报道了临床有效率指标(O1,O6),因有效率的标准描述不清,未对结果进行合并分析。

GRADE 评价

我们评价了推拿疗法联合康复训练与康复训练比较的证据,证据显示推拿疗法联合康复训练在改善 FMA 评分和肩关节活动度方面的证据为低质量,在疼痛评分方面的证据为极低质量。见表 8-2。

表 8-2　推拿疗法联合康复训练 vs 康复训练治疗肩痛结果总结表

结局指标	患者数 (研究数)	证据质量 (GRADE)	绝对效应	
			康复训练	推拿 + 康复训练与康复 训练比较(95% CI)
FMA 评分	80 (1 RCT)	⊕⊕◯◯ 低 [a,b]	平均 15.7 分	提高 6 分 (3.85,8.15)
VAS 评分	244 (3 RCTs)	⊕◯◯◯ 极低 [a,b,c]	平均 3.75 分	降低 1.05 分 (−1.69,−0.42)
肩关节活动度	80 (1 RCT)	⊕◯◯◯ 低 [a,b]	平均 145.5 度	提高 23.3 度 (21.43,25.17)

说明:

a. 受试者、研究人员及结局评价者未设置盲法

b. 样本量不足限制了结果的准确性

c. 统计学异质性大

研究相关文献:

FMA 评分:O4

VAS 评分:O4~O6

肩关节活动度:O4

(二)拔罐疗法

拔罐疗法的随机对照试验

1 项随机对照试验评价了拔罐疗法联合康复训练的效果(O7),主要在肩关节运动时的疼痛区域实施拔罐治疗。结果显示拔罐疗法联合康复训练在改善上肢运动功能 FMA 评分方面优于单纯的康复训练(MD:3.98 [2.53,5.43])。这项研究也报道了用 NRS 数字疼痛量表评价疼痛程度,结果显示拔

罐联合康复训练优于单纯的康复训练（MD:−2.01［−2.73,−1.29］）。

四、其他中医疗法治疗中风后肩－手综合征

4 项随机对照试验共纳入了 286 例受试者,评价了中医其他疗法联合康复疗法治疗肩－手综合征的疗效(O8~O11),其中 3 项研究评价了推拿联合康复训练的疗效(O9~O11),1 项研究比较了拔罐联合康复训练与单纯康复训练的疗效(O8)。治疗疗程从 28 天(O8,O11)到 45 天不等(O10)。

两项无对照研究评价了推拿联合康复训练的疗效(O12,O13)。

(一) 推拿

1. 推拿疗法的随机对照试验

3 个随机对照试验评价了推拿联合康复训练的疗效(O9~O11)。治疗效果如下:

FMA 评分(上肢)

2 项共纳入了 140 例受试者的随机对照试验显示,推拿联合康复训练与单纯康复训练比较,在改善患者的上肢运动功能评分方面无统计学差异（MD:5.89［−1.34,13.11］,I^2=96%）(O9~O11)。两项研究的异质性较高。

VAS 评分

疼痛是肩－手综合征的一个主要症状,1 项 60 例的研究报道显示(O10),推拿疗法联合康复训练在改善患者疼痛方面与单纯康复训练比较无统计学差异（MD:−1.48［−4.25,1.29］）。

ADL 评分

1 项 80 例的研究显示(O9),推拿联合康复训练可改善患者的日常活动能力（MD:20.22［14.15,26.29］）。

GRADE 评价

我们评价了推拿疗法联合康复训练与康复训练疗效比较的证据,显示推拿疗法联合康复训练在改善 FMA 评分和 VAS 评分方面的证据为极低质量,在日常生活活动能力评分方面的证据为低质量,见表 8-3。

表 8-3　推拿疗法联合康复训练 vs 康复训练治疗肩 - 手综合征结果总结表

结局指标	患者数（研究数）	证据质量（GRADE）	绝对效应	
			康复训练	推拿 + 康复训练与康复训练比较（95% CI）
FMA 评分	140（2 RCTs）	⊕○○○ 极低 [a,b,c]	平均 43.18 分	提高 5.89 分（−1.34, 13.11）
VAS 评分	60（1 RCT）	⊕○○○ 极低 [a,c]	平均 43.25 分	降低 1.48 分（−4.25, 1.29）
ADL 评分	80（1 RCT）	⊕⊕○○ 低 [a,d]	平均 52.74 分	提高 20.22 分（14.15, 26.29）

说明：

a. 受试者、研究人员及结局评价者未设置盲法

b. 统计学异质性大

c. 样本量不足限制了结果的准确性，并且 95% 可信区间跨过了无效值

d. 样本量不足限制了结果的准确性

研究相关文献：

FMA 评分：O9, O10

VAS 评分：O10

ADL 评分：O9

2. 推拿疗法的无对照研究

两项共纳入 124 例受试者的研究评价了推拿联合康复训练治疗肩 - 手综合征的疗效（O12, O13），研究报道显示，主要在患者的肩、臂、手部实施推拿疗法可减轻疼痛、肿胀及改善患者的运动功能。

（二）拔罐治疗

1 项随机对照试验评价了拔罐联合康复训练治疗肩 - 手综合征的疗效（O8），研究选用肩髃、肩贞、肩髎、天宗等常用穴位实施拔罐疗法，临床的有效率指标显示拔罐联合疗法优于单纯的康复训练。

五、国外应用受限的其他中医疗法

肩痛

1 项随机对照试验评价了放血联合拔罐及康复训练的效果（O16），结果

显示该联合疗法在 FMA 评分（MD:8.49,95% CI［2.78,14.20］）、VAS 评分（MD:-1.03,95% CI［-1.79,-0.27］）和日常活动能力 ADL 评分（MD:10.37,95% CI［1.22,19.52］）方面优于单纯的康复训练

肩 - 手综合征

3 项随机对照试验评价了放血联合拔罐及康复训练的效果（O17~O19），结果显示联合疗法在 FMA 评分（10.77［7.72,13.83］,I^2=0%）、VAS 评分（-1.94［-2.36,-1.51］,I^2=72%）和日常活动能力 ADL 评分（8.96［0.47,17.45］）方面优于单纯的康复训练。1 项研究仅报道了有效率相关指标，未进行结果分析（O18）。

1 项随机对照试验评价了推拿联合刮痧及康复训练的效果（O20），结果显示推拿联合刮痧可改善患者的 FMA 评分（MD:10.84,95% CI［7.60,14.08］）、VAS 评分（MD:-2.39,95% CI［-3.14,-1.64］）和日常生活活动能力 ADL 评分（MD:15.26,95% CI［11.70,18.82］）。

1 项无对照研究评价了放血疗法联合康复治疗中风后肩 - 手综合征的效果,54 例的结果观察显示该疗法可减轻患者水肿，以及肩部、手部疼痛僵硬症状（O21）。

六、其他中医疗法的安全性

有 9 个随机对照试验和 4 个无对照研究评价了推拿疗法的疗效,只有 1 项无对照研究提到无不良事件发生（O13）,其他的研究均未提及不良事件信息。两个报道拔罐疗法的随机对照试验,均未对疗法的安全性进行评价（O7,O8）。

国外应用受限的 6 项中医疗法中,仅有 1 项研究报道了不良反应信息（O16）,研究提到放血拔罐组个别的患者出现水疱症状,并于 3 天后吸收消退,未见晕厥及心律失常等情况。

七、常用的其他中医疗法临床应用总结

在临床实践指南中,推荐推拿疗法用于治疗中风后肩关节并发症的治

疗。可以在肩关节周围的针灸穴位实施推拿治疗,但应避免在痉挛的肌肉部位实施强刺激。

现代研究的系统评价发现有一些临床研究评价了推拿的效果,随机对照试验的证据支持推拿作为联合康复训练治疗肩关节并发症的三种类型。例如,推拿疗法有助于缩短肩关节半脱位患者肩峰与肱骨头的间隙及改善患者上肢运动功能,对于肩痛的患者,可有效改善疼痛症状及患者上肢运动功能,另外也可以改善肩 - 手综合征患者的日常活动能力。推拿疗法通常应用在肩部的肌肉和穴位,与临床实践指南推荐的一致。需要注意的是,实施推拿疗法时应避免强刺激,以防止关节囊的潜在损伤。

八、其他中医疗法临床研究证据总结

1. 中医证型

其他中医疗法治疗中风后肩关节并发症的研究均未提及中医证型信息。

2. 纳入研究的质量

部分研究的随机分配方法不恰当,研究的方法细节介绍不足,针对这一类特殊疗法,研究较难实施盲法,研究的结果可能有偏倚。

3. 证据质量及总结

* 肩关节半脱位

  推拿联合康复训练可改善患者的 FMA 评分(7.18 分),同时可改善患者肩峰至肱骨头的间距 2.16cm。治疗的部位以肩部的三角肌、斜方肌等为主,同时按摩肩髃、肩贞、肩井和天宗穴位,每次治疗 50 分钟,平均治疗疗程为 7 周。

* 肩痛

  > 推拿:推拿联合康复训练可改善 FMA 评分(6 分),缓解疼痛(1.05分)及提高肩关节上举活动度(23.3°),平均治疗疗程为 4 周,治疗同样以肩部肌肉及肩部的穴位为主,如肩髃、肩贞、肩井等,证据质量为低级。

  > 拔罐:单个研究显示拔罐疗法联合康复训练可改善 FMA 评分(3.98

分),及缓解疼痛(2.01 分),治疗疗程为 4 周,治疗部位选择肩关节的最痛点为主。

> 放血联合拔罐:康复训练的基础上联合放血及拔罐疗法,可改善 FMA 评分(8.49 分),缓解疼痛(1.03 分)及提高 BI 指数评分(10.37 分),选择肩关节的最痛点进行放血拔罐,疗程为 30 天。

- 肩 - 手综合征

  > 推拿:单个研究显示推拿联合康复训练可改善 BI 评分(20.22 分),治疗疗程为 30 天,治疗选择肩部、腕部及患侧的天宗、肩髃、曲池、手三里及合谷为主,证据质量为低级。

  > 拔罐:单个研究显示拔罐联合康复训练可提高临床有效率,疗程为 4 周,选穴为肩贞、肩髃、肩髎及天宗。

  > 拔罐联合放血:在康复训练的基础上联合拔罐及放血疗法,可改善 FMA 评分(10.77 分),缓解疼痛(1.94 分)及 BI 评分(8.96 分)。穴位选择拔罐以肩部肩髃、臂臑、天宗等穴位为主,放血以合谷、少商等手部穴位为主。平均治疗疗程为 3.5 周。

  > 推拿联合刮痧:在康复训练的基础上联合刮痧和推拿疗法,可改善患者 FMA 评分(10.84 分),缓解疼痛(2.39 分)及提高 BI 评分(15.26 分)。刮痧沿手阳明大肠经进行,按摩以肩部穴位为主,治疗疗程为 4 周。

4. 安全性

仅有个别研究提到放血拔罐患者出现了水泡症状,推拿疗法相对较安全,但应避免强刺激。

通过系统的梳理发现,治疗中风后肩关节并发症的其他中医疗法以推拿和拔罐疗法为主,相应的操作部位以肩部的肌肉、压痛点及上肢阳经的穴位为主,疗程以 4 周居多。对于结局指标,疼痛评分(VAS 评分或 NRS 评分)是最常报道的。实际上,肩关节并发症不仅与疼痛有关,同时与上肢功能密切相关,并影响患者的日常生活活动能力。然而,并不是所有研究都评估了 FMA 评分和 ADL 评分。另外,与中草药临床证据类似,纳入的临床研究没有特别报道实施这些疗法的时间节点,建议进一步的研究应考虑到这一点。

纳入研究的参考文献

研究编号	参考文献
O1	张昕煜,徐寅平.整合按摩手法结合现代康复技术治疗中风后肩痛伴肩关节半脱位 25 例[J].中国中医药现代远程教育,2015,(5):74-76.
O2	叶斌,白玉龙,孙莉敏,等.按揉结合治疗中风后肩关节半脱位的临床疗效分析[J].医学临床研究,2014,31(1):26-27,30.
O3	赵英子,何丹,穆青,等.推拿手法在肩关节半脱位综合康复治疗中应用效果的临床观察[J].航空航天医学杂志,2013,24(6):650-651.
O4	汪强,李杰.康复训练加推拿治疗脑卒中后偏瘫肩痛疗效观察[J].按摩与康复医学,2011,2(12):102-103.
O5	钟杰,鲁凤琴,苏扬.脑卒中偏瘫肩痛的康复治疗[J].中国社区医师(综合版),2004,6(15):62-63.
O6	杨波,邢雪梅,刘佳,等.推拿结合康复治疗中风偏瘫肩痛的疗效观察[J].贵阳中医学院学报,2014,36(3):135-138.
O7	杨梅云.康复训练结合拔罐治疗脑卒中后肩痛 64 例疗效观察[J].国医论坛,2013,(6):26-27.
O8	程学莲,程春霞.拔罐联合常规对症及康复训练治疗中风后肩手综合征随机平行对照研究[J].实用中医内科杂志,2014,(11):27-29.
O9	朱永刚,苏清纶,赵秦.推拿结合康复训练治疗脑卒中后肩手综合征 80 例临床观察[J].按摩与康复医学,2011,2(10):16-17.
O10	刘旸,郭雪梅,刘先虎,等.推拿配合肩胛控制训练治疗偏瘫患者肩-手综合征的疗效观察[J].现代中西医结合杂志,2011,20(19):2347-2349.
O11	石新.平乐郭氏荣肌揉筋法结合康复训练治疗肩-手综合征疗效观察[J].山西中医,2011,27(7):30-31.
O12	卫其华.手法结合理疗治疗脑卒中后肩-手综合征 32 例疗效观察[J].按摩与导引,2008,24(3):29-30.
O13	夏振君,李旭华.推拿肩部、手部、前臂肌肉联合温热磁振治疗脑卒中后肩-手综合征 92 例临床观察[J].实用中医内科杂志,2013,(5):132-133.
O14	袁洪雷,李计,韩峰.推拿手法治疗脑卒中后肩关节半脱位疗效观察[J].中国中医药信息杂志,2012,19(7):71-72.
O15	马高亮.按摩治疗中风偏瘫及肩部并发症的体会[J].按摩与导引,1996,(3):14-15.

续表

研究编号	参考文献
O16	高灵爱,楚佳梅,包烨华.刺络拔罐结合康复对中风后偏瘫肩痛及上肢运动功能改善的疗效观察[J].浙江中医杂志,2012,47(11):821-823.
O17	罗湘筠.刺络放血法治疗中风后肩 - 手综合征的临床疗效观察[J].湖南中医药大学学报,2009,29(4):74-76.
O18	彭炼,王泽涛,李里,等.从络病理论论治中风后肩手综合征37例[J].中医研究,2011,24(12):62-64.
O19	王卫强,蔡丽梅,李丽.放血配合拔罐治疗卒中后肩手综合征40例[J].中国民间疗法,2010,18(12):27-28.
O20	柴哲颖,倪斐琳,周靖.穴位按摩配合刮痧治疗脑卒中后肩手综合征的疗效观察[J].心脑血管病防治,2012,12(1):48-49.
O21	阮传亮.三棱针点刺放血结合缠指法治疗肩手综合征54例[J].四川中医,2001,19(1):67-68.

第九章　中医综合疗法治疗中风后肩关节并发症的临床证据

　　导语:中医的临床实践中经常会采用几种不同的中医疗法联合治疗疾病,例如中药联合针灸。本章系统地检索了9个中英文数据库,根据纳入、排除标准,最终纳入了33个随机对照试验。最常用的中医综合疗法是中药联合针灸治疗。主要结果如下:

- 尚无中医综合疗法治疗中风后肩关节半脱位的证据。

- 针刺联合推拿及康复训练可改善肩痛患者的运动功能,针刺以肩部的肩贞、肩髃、肩髎及上肢阳明经穴位为主,推拿以㨰法、揉法、拿法等在肩关节患处治疗,平均疗程为6周。

- 中药联合针灸疗法可改善肩痛患者的运动功能,缓解局部的疼痛,口服或外用中药均以活血通络止痛原则为主,针刺或穴位按压疗法的穴位选择以肩部穴位为主,平均疗程为5周。

- 中药联合针灸疗法包括中药联合针刺疗法及中药联合穴位按压,均可改善肩 - 手综合征患者的运动功能,并缓解疼痛症状,中药以活血通络中药为主,针刺或穴位按压以肩部穴位如肩髃、肩贞、肩髎等为主,平均疗程为30天。

- 中药联合针刺及局部放血可改善肩 - 手综合征患者的运动功能、日常生活活动能力及神经功能缺损程度,中药以补气化痰通络为治疗原则,针刺以肩部穴位及手部经脉五输穴为主,治疗疗程为3周。

　　中风并发症的临床治疗通常会应用两种或两种以上的不同中医疗法,这些疗法包括中药、针刺、穴位按压、电针、灸法和推拿等疗法。本章通过文献检索确定中医综合疗法的随机对照试验,进而评价其疗效和安全性。

一、临床研究文献筛选

通过系统地检索中英文数据库,共检索到 37 141 篇中医治疗中风后运动功能障碍相关的文献,最后根据纳入排除标准,共纳入 33 个随机对照试验(38 篇文献),其中有 5 项随机对照研究(8 篇文献)应用的疗法因文化法规等原因在国外应用受到一定限制,故分开阐述。

共有 28 个随机对照试验(30 篇文章)评价了中医综合疗法治疗中风后肩部并发症的疗效(C1~C30)。有两个研究发表了 4 篇文章,这 4 篇文章分别报道了部分的数据(C1、C2 来自同一个研究,和 C3、C4 来自同一个研究),分析时对数据进行合并。这些研究均在中国开展,共纳入 2 484 例受试者,在具体详细报道性别比例的研究中,其中 1 458 例男性,954 例女性。受试者年龄从 50~80 岁不等,年龄的中位数为 60.5 岁。

28 个随机对照试验中,9 个研究评价了中医综合疗法治疗中风后肩痛的疗效(C3 和 C4,C6~C13),其他 19 项随机对照试验关注的是肩 - 手综合征。这些研究中应用的中医疗法包括口服中药、外用中药(外敷、外洗和熏蒸)、针刺、电针、穴位按压、灸法、推拿和拔罐疗法(表 9-1)。有 8 个研究比较了中医综合疗法与常规单纯康复训练的疗效(C3~C4,C5,C6,C8,C14~C17);其他 20 个随机对照试验评价了中医综合疗法联合康复训练的效果(C1~C2,C7,C9~C13,C18~C30)(图 9-1)。

治疗的周期从 20 天(C19)到 8 周(C17)不等。有 18 篇研究报道了中药的疗法,应用的方剂均不同,应用的中药频次如下:红花(13 个研究)、桑枝(11 个研究)、伸筋草(8 个研究)、川芎(8 个研究)、当归(8 个研究)、桂枝(8 个研究)、白芍(8 个研究)、黄芪(8 个研究)、地龙(7 个研究)、丹参(6 个研究)、桃仁(6 个研究)、赤芍(6 个研究)、透骨草(6 个研究)、甘草(6 个研究)。对于针灸疗法,共应用 48 个针灸穴位,最常用的穴位是肩髃(LI15)(19 个研究)、曲池(LI11)(16 个研究)、合谷(LI4)(14 个研究)、肩贞(SI9)(13 个研究)、肩髎(TE14)(12 个研究)、外关(TE5)(12 个研究)、手三里(LI10)(8 个研究)、内关(PC6)(6 个研究)、肩井(GB21)(6 个研究)、中渚(TE3)(5 个研究)和尺泽(LU5)(5 个研究)。有 12 篇研究报道了推拿疗法,主要在功能障碍的肩关节、臂部及手部的肌肉或穴位上进行操作。拔罐和灸法也是在局部进行治疗(表 9-1)。

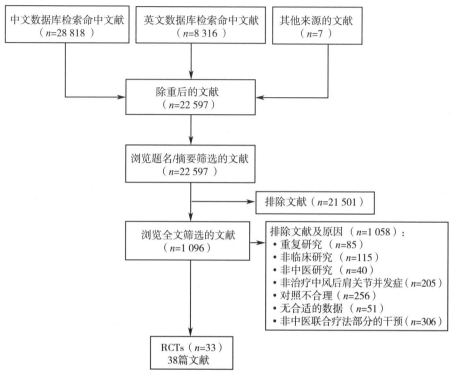

图 9-1　中医综合疗法文献筛选流程图

表 9-1　中医综合疗法总结

综合疗法	研究个数	纳入的研究
中药＋针刺(包括电针)	10	C18,C20,C5,C22,C7,C23,C15、C24,C11,C26
中药＋穴位按压	3	C19,C12,C30
中药＋针刺＋推拿	2	C25,C1,C2
中药＋推拿	2	C28,C17
针刺(包括电针)＋推拿	7	C6,C21,C8,C9,C10,C14,C27
针刺＋推拿＋拔罐	1	C3,C4
灸法＋推拿	1	C16

注:C1 和 C2 来自一个研究,C3 和 C4 来自一个研究。

另外,有 5 项随机对照研究应用的疗法因文化法规等原因在国外应用受到一定限制,研究特点如下:

共有 5 个研究(8 篇文章,C31~C34,C35~C38 来自同一个研究)报道了相关疗法,其中 1 项研究评价了肩痛(C33),4 项研究评价了肩 - 手综合征(C31,C32,C34,C35~C38)。所有的研究均在中国进行,共纳入 406 例受试者,年龄平均 59.1 岁,病程从 3 天(C31)到 120 天不等(C34)。研究中所用中药以自拟为主,应用的主要针刺穴位是肩髃(LI15)、曲池(LI11)、合谷(LI4)、外关(TE5)。其中两项研究比较了中医综合疗法与常规康复的疗效(C32、C33),其他 3 项研究评价了中医综合疗法的联合效果,具体的中医综合疗法见表 9-2。

表 9-2　中医综合疗法总结

综合疗法	研究个数	纳入的研究
针刺 + 放血 + 拔罐	1	C31
中药 + 穴位注射	1	C32
中药刮痧 + 艾灸	1	C33
中药 + 针刺 + 放血	1	C35~C38
针刺 + 放血 + 艾灸 + 推拿	1	C34

随机对照试验的偏倚风险评估

8 项研究报道了正确的随机序列产生方法,因此评价为低风险,1 篇研究采用了错误的随机方法而评价为高风险,其他 19 个研究因为缺乏信息评价为不清楚。因为所有的研究均是中医疗法与康复训练的比较,研究中未提及盲法,所以关于受试者和研究者的盲法评价为高风险。结局评价者盲法因为缺乏足够的信息而被评价为不清楚。所有的研究不完全结局数据评价为低风险。关于选择性结局报告,有 25 项研究评价为不清楚,因为这些研究虽然报道了研究方法部分提到的结局指标,但是未找到相关方案的发表。其他 3 研究未报道方法部分提到的结局指标,因此评价为高风险。整个研究的质量较低,结果的解释需谨慎(表 9-3)。

表 9-3　中医综合疗法的随机对照试验的偏倚风险评估

偏倚风险评估的条目	低风险 n	不清楚 n	高风险 n
随机序列的产生	8(28.6%)	19(67.9%)	1(3.6%)
分配方案的隐藏	2(7.1%)	26(92.9%)	0(0%)
受试者盲法	0(0%)	0(0%)	28(100%)
研究人员盲法	0(0%)	0(0%)	28(100%)
结局评价者盲法	0(0%)	28(100%)	0(0%)
不完全结局数据报告	28(100%)	0(0%)	0(0%)
选择性结局报告	0(0%)	25(82.3%)	3(10.7%)

二、中医综合疗法治疗中风后肩关节半脱位

未发现中医综合疗法治疗中风后肩关节半脱位的随机对照试验。

三、中医综合疗法治疗中风后肩痛

共纳入 9 篇评价中医综合疗法治疗中风后肩痛疗效随机对照试验(C3,C4,C6~C13)。其中,两项研究评价了针刺联合推拿疗法与康复训练比较的效果(C6,C8),1 项研究共两篇文章评价了针刺联合推拿及拔罐疗法与康复训练比较的效果(C3~C4),4 项研究评价了中药、针刺或穴位按压联合康复训练的效果(C7,C11~C13),两项研究评价了针刺联合推拿及康复训练的综合疗效(C9~C10)。每一类的治疗效果如下:

(一) 针刺联合推拿

1. 电针联合推拿 vs 康复训练

两项研究评价了电针联合推拿治疗与康复训练治疗中风后肩痛的效果的比较(C6,C8)。疗程分别是 6 周和 30 天,每天治疗 1 次。电针和推拿疗法均是在局部的穴位和肌肉上实施,Meta 分析显示电针联合推拿(C6,C8)在 FMA 评分方面与康复训练比较无差异(MD 5.36 [–2.84,13.56],I^2=86%)(表 9-4)。1 项研究(C8)报道了 VAS 评分,结果显示电针联合推拿疗法优于

康复训练(MD:−0.83［−1.38,−0.28)。

表 9-4　中医综合疗法治疗中风后肩痛的 Meta 分析结果(中医综合疗法 vs 常规康复训练)

中医综合疗法	结局指标	研究个数	效应值(MD［95% CI］)	I^2(%)	受试者(n)	纳入的研究
电针+推拿	FMA 评分	2	5.36［−2.84,13.56］	86	343	C6,C8

2. 针刺、推拿联合康复训练 vs 康复训练

两项研究评价了针刺联合推拿及康复训练与单纯康复训练比较的效果(C9,C10)。结果显示,综合疗法在改善 FMA 评分方面优于单纯的康复训练(MD:6.76［1.31,12.21］,I^2=82%)(表 9-5)。另有 1 项研究报道了 VAS 评分(C10),研究显示针刺联合推拿及康复训练在缓解疼痛方面优于单纯的康复训练(MD:−1.10［−1.85,−0.35］)。

表 9-5　中医综合疗法治疗中风后肩痛的 Meta 分析结果
(中医综合疗法 + 常规康复训练 vs 常规康复训练)

中医综合疗法	结局指标	研究个数	效应值(MD［95% CI］)	I^2(%)	受试者(n)	纳入的研究
针刺+推拿	FMA 评分	2	6.76［1.31,12.21］*	82	156	C9,C10
中药+针灸疗法(电针或针刺或穴位按压)	FMA 评分	2	4.76［3.14,6.39］*	0	180	C7,C12
	VAS 评分	3	−1.67［−2.18,−1.16］*	66	249	C7,C13,C11
口服中药+针刺	VAS 评分	2	−1.77［−2.43,−1.10］*	78	129	C7,C13

注:* 有统计学意义。

(二)针刺联合推拿、拔罐疗法

1 项研究(C3 和 C4)比较了针刺联合推拿及拔罐与常规康复训练治疗肩痛的效果。治疗每天 1 次,共治疗 4 周。结果显示针刺联合推拿以拔罐疗法在改善疼痛评分和日常活动能力评分方面优于单纯康复训练:VAS 评分(MD:−2.15［−2.56,−1.74］)、MBI 评分(MD:42.61［35.63,49.59］)。研究中推拿和拔罐疗法主要应用在肩部区域,针刺的穴位包括人中(GV26)、内关(PC6)、通里(HT5)、足三里(HT5)、悬钟(GB39)、三阴交(SP6)、涌泉(KI1)、极泉(HT1)。

(三) 中药联合针刺或穴位按压

4 项研究评价了中药、针刺或穴位按压联合康复训练与单纯康复训练的效果比较(C7,C11~C13)。两个研究是口服中药联合针刺及康复训练(C7,C13),1 项研究调查了口服中药联合电针及康复训练的效果(C11),其他研究是外用中药联合穴位按压和康复训练(C12)。

中药联合针灸疗法及康复训练的总体 Meta 分析结果显示在 FAM 评分和疼痛 VAS 评分方面优于单纯的康复训练:FMA 评分(MD:4.76 [3.14,6.39],I^2=0%)(C7,C12)、VAS 评分(MD:−1.67 [−2.18,−1.16],I^2=66%)(C7,C11,C13)(表 9-5)。对于 VAS 评分结局指标(C7,C13),亚组分析显示口服中药联合针刺及康复训练优于单纯康复训练(MD:−1.77 [−2.43,−1.10],I^2=78%)(表 9-5)。1 项纳入 120 例受试者的研究比较了中药外敷联合穴位按压和康复训练与单纯康复训练的效果,结果显示综合疗法效果在 FMA 评分及 MBI 评分方面优于单纯康复训练:FMA 评分(MD:5.53 [1.44,9.62])、MBI 评分(MD:3.93 [0.92,6.94])。

总体上中医综合疗法(包括针刺、推拿、拔罐疗法)对于中风后肩痛患者有益。大部分研究中,中医综合疗法在一些结局指标上或与康复训练等效,或优于康复训练。并且进一步的 Meta 分析结果显示中医综合疗法联合康复训练优于单纯的康复训练,特别是在上肢的运动功能和疼痛症状的改善方面。然而,由于综合疗法的多样性及纳入研究的数目较少,尚需要进一步的研究去验证结论。

四、中医综合疗法治疗中风后肩‑手综合证

共有 20 篇文章包括 19 项研究评价了中医综合疗法治疗肩‑手综合证的疗效,其中 5 项研究比较了中医综合疗法与常规康复训练的效果(C5,C14~C17),另外 14 项研究评价了中医综合疗法联合常规康复训练的效果

[（C1 和 C2），C18~C30］。每一类中医综合疗法的治疗效果列举如下：

（一）中药＋针刺

两项随机对照试验比较了中药联合针刺与康复训练的效果，其中 1 项是口服中药（C15），另 1 项是中药泡洗治疗（C5）。口服中药联合针刺的研究显示在改善上肢运动功能评分、疼痛评分及日常活动能力评分方面优于康复训练：FMA 评分（MD：10.50［7.19，13.81］）、VAS 评分（MD：−1.20［−1.92，−0.48］）和 MBI 评分（MD：15.70［12.36，19.04］）。外用中药的研究仅报告了有效率，但是没有清晰的疗效评价标准（C5）。

6 项随机对照试验评价了中药联合针刺和康复训练与单纯康复训练比较的疗效。其中，3 项研究中医综合疗法是口服中药联合针刺（C18，C20，C24），两项研究是中药熏蒸联合针刺（C22，C23），另 1 项研究是口服及外用中药联合针刺（C26）。Meta 分析结果显示中医综合疗法优于单纯的康复训练：FMA 评分（MD：10.91［8.54，13.28］，I^2=0%）（C18，C22~C24）、VAS 评分（MD：−4.12［−5.23，−3.01］，I^2=91%）（C18，C26）（表 9-6）。另外，1 项研究报道了日常生活能力 MBI 评分（MD：7.75［3.82，11.68］）（C22），结果显示联合治疗效果较好。

（二）中药＋穴位按压

两项随机对照试验调查了中药联合穴位按压及康复训练与单纯康复训练的比较疗效（C19，C30），Meta 分析结果显示中药联合穴位按压及康复训练在上肢运动功能及疼痛改善方面优于单纯的康复训练：FMA 评分（MD：6.36［3.50，9.22］，I^2=0%）（C19，C30）、VAS 评分（MD：−1.35［−2.24，−0.47］，I^2=68%）（C19，C30）（表 9-6）。

表 9-6　中医综合疗法治疗中风后肩 - 手综合征的 Meta 分析结果
（中医综合疗法 + 康复训练 vs 常规康复训练）

中医综合疗法	结局指标	研究个数	效应值（MD［95% CI］）	I^2(%)	受试者（n）	纳入的研究
中药 + 针刺	FMA	4	10.91［8.54，13.28］*	0	354	C18，C24，C22，C23
	VAS	2	−4.12［−5.23，−3.01］*	91	182	C18，C26

续表

中医综合疗法	结局指标	研究个数	效应值（MD［95% CI］）	I^2（%）	受试者（n）	纳入的研究
中药＋穴位按压	FMA	2	6.36［3.50,9.22］*	0	136	C19,C30
	VAS	2	−1.35［−2.24,−0.47］*	68	136	C19,C30
中药＋针刺＋推拿	FMA	2	7.13［6.02,8.23］*	0	187	C25,（C1 和 C2）

注:* 有统计学差异。

（三）中药＋推拿

中药联合推拿与康复训练比较方面,1 项研究报道了上肢运动功能 FMA 评分(C17),结果显示中药联合推拿优于康复训练(MD:8.86［6.34,11.38］)。

1 项研究评价了中药联合推拿及康复训练与单纯康复训练的疗效比较(C28)。研究报道了 FMA 评分和 VAS 评分指标,结果显示综合疗法优于单纯的康复训练:FMA 评分(MD:5.84［3.07,8.61］)、VAS 评分(MD:−1.50［−1.92,−1.08］)。

（四）中药＋针刺＋推拿

有 3 项随机对照试验调查了中药联合针刺、推拿及康复训练与单纯康复训练疗效的比较(C1 和 C2,C25,C29)。研究中的中药疗法均是外用疗法,包括中药熏蒸和中药外洗。

两项研究报道了上肢运动功能 FMA 评分,Meta 分析结果显示综合疗法优于单纯的康复训练(MD:7.13［6.02,8.23］,I^2=0%)(C1 和 C2,C25)(表 9-6)。1 项研究报道了 VAS 评分(C25),另 1 项研究报道肩关节活动度(C1 和 C2),这些结果均显示综合疗法效果较好:VAS 评分(MD:−0.80［−1.36,−0.24］)(C25)、ROM 评分(MD:−0.52［−0.68,−0.36］)(C1 和 C2)。

（五）针刺＋推拿

两项研究评价了针刺联合推拿及康复训练与单纯康复训练比较的效果(C21,C27)。因为报道的结局指标不同,无法进行 Meta 分析,单项研究结果显示中医综合疗法在上肢运动功能、疼痛及肩关节活动改善方面优于单纯康复训练:FMA 评分(22.70［18.02,27.38］)(C27)、疼痛 VAS 评分(MD:−3.28［−4.05,−2.51］)(C21)和肩关节活动度(−0.65［−1.03,−0.27］)(C27)。

（六）电针 + 推拿

1 项研究评价了电针联合推拿与康复训练比较的效果（C14），结果显示电针联合推拿在上肢运动功能和疼痛改善方面优于康复训练：FMA 评分（MD：16.01［14.69，17.33］）、VAS 评分（MD：-2.11［-2.82，-1.40］）。

（七）灸法 + 推拿

1 项研究比较了灸法联合推拿与康复训练的疗效，结果显示灸法联合推拿优于康复训练：FMA 评分（MD：10.10［9.11，11.09］）、VAS 评分（MD：-1.29［-1.61，-0.97］）和 BI 评分（11.97［7.57，16.37］）。

总体上，联合应用不同中医疗法（针刺、穴位按压、电针、中药、推拿、艾灸）治疗中风后肩 - 手综合征是有益的。基于单个研究的结果，中医综合疗法优于康复训练，然而未进行数据的合并。另外，Meta 分析结果显示中医综合疗法联合康复训练在上肢运动功能 FMA 评分、疼痛 VAS 评分方面优于单纯的康复训练。

五、国内应用受限的其他中医综合疗法

肩痛

1 项研究报道了中药刮痧联合灸法及康复训练治疗中风后肩痛的效果（C33），结果显示综合疗法可改善上肢运动功能 FMA 评分（MD：8.64，95% CI［3.15，14.13］）、VAS 评分（MD：-0.14，95% CI［-0.29，0.01］），但在日常生活活动能力评分方面无统计学差异（MD：3.23，95% CI［-0.47，6.93］）。

肩 - 手综合征

4 项研究（7 篇文章）（C31，C32，C34，C35~C38）评价了中医综合疗法治疗中风后肩 - 手综合征的疗效，1 项研究仅报道了有效率指标，未进行数据分析（C34），另 1 项研究报道的肩关节活动度与既定的标准不一致，未进行相应分析（C37），其他研究结果见表 9-7。

所有的其他中医综合疗法研究均未报道不良反应信息。

表 9-7　其他中医疗法治疗肩 - 手综合征的疗效

中医综合疗法	对照组	结局指标	研究个数	效应值（MD［95% CI］）	受试者（n）	纳入的研究
中药 + 穴位注射	康复训练	FMA 评分	1	7.12［-0.01,14.25］	48	C32
针刺 + 放血 + 拔罐	肩周封闭 + 理疗	VAS 评分	1	-1.80［-2.63,-0.97］	67	C31
中药 + 针刺 + 放血	康复训练	FMA 评分	1	8.67［3.76,13.58］	90	C35
		ADL 评分	1	11.46［7.26,15.66］	90	C36
		NDS 评分	1	0.88［0.32,1.44］	90	C38

六、中医综合疗法的安全性

对于所有纳入的随机对照试验,有 3 项研究提到了不良反应信息(C1 和 C2,C13,C29),其中两项研究评价了外用中药联合针刺及推拿(C1 和 C2,C29),1 项研究调查了口服中药联合针刺(C13)。所有的 3 项研究报道了无不良事件发生,因此总体上中医综合疗法治疗中风后肩部并发症是安全的。

七、常用中医综合疗法临床应用总结

许多随机对照试验评价了中医综合疗法治疗中风后肩关节并发症的肩痛和肩 - 手综合征的疗效,没有相关研究评价肩关节半脱位的疗效。

虽然当前中医的临床实践指南中未推荐中医综合疗法的治疗,但我们通过系统的文献研究发现,也不乏两种或以上的中医疗法包括针刺或电针、推拿、口服或外用中药及艾灸联合应用治疗中风后肩痛和肩 - 手综合征的报道。

八、中医综合疗法临床研究证据总结

1. 中医证型
中医综合疗法治疗中风后肩关节并发症的研究均未提及中医证型信息

2. 纳入研究的质量

中医综合疗法部分的盲法较难实施,并且因为研究方法的细节介绍不足,研究的结果可能会受到潜在偏倚的影响。

3. 证据质量及总结

- 肩痛
  - 针刺联合推拿:康复训练的基础上联合针刺及推拿疗法可改善患者 FMA 评分(6.76 分),针刺以肩部的肩贞、肩髃、肩髎及上肢阳明经穴位为主,推拿以滚法、揉法、拿法等在肩关节患处治疗,平均疗程为 6 周。
  - 中药联合针灸:中药联合针灸疗法可改善患者 FMA 评分(4.76 分),改善局部的疼痛 VAS 评分(1.67 分),口服或外用中药均以活血通络止痛原则为主,针刺或穴位按压疗法的穴位选择以肩部穴位为主,平均疗程为 5 周。

- 肩 - 手综合征
  - 中药联合针灸:中药联合针灸疗法包括中药联合针刺疗法及中药联合穴位按压,可改善患者 FMA 评分,分别为 10.91 分和 6.36 分;并缓解疼痛症状,VAS 评分分别为 4.12 分和 1.35 分;中药以活血通络中药为主;针刺或穴位按压以肩部穴位如肩髃、肩贞(LI15)、肩髎(TE14)等为主;平均疗程为 30 天。
  - 中药联合针刺、放血:中药联合针刺及局部放血可改善患者 FMA 评分(8.67 分)、日常生活活动能力 MBI 评分(11.46 分)及神经功能缺损程度 NDS 评分(0.88 分),中药治疗以补气化痰通络为原则,针刺以肩部穴位及手部经脉五输穴为主,疗程为 3 周。

4. 安全性

结合现有研究及其他章节中医单一疗法的证据,中医综合疗法相对较安全。

本章评价了两种或以上的中医综合疗法治疗中风后肩关节并发症的疗效,在所有纳入的研究中,中药联合针灸疗法是最常使用的,其次是针灸疗法联合推拿疗法。中药是以口服和各种形式的外治法(浴、蒸、热敷等)。针灸疗

法(电针和穴位按压)是最常使用的治疗方法,纳入的85%(24/28)的研究中
包含针灸疗法。涉及中药和其他疗法结合的研究大多数没有提供所使用方剂
的名称,但是这些方剂的药物组成与那些仅评价中药的研究中最常使用的药
物(见第五章)是一致的。这些中药包括:红花、桑枝、伸筋草、川芎、当归、桂
枝、白芍、黄芪、地龙、丹参、桃仁、赤芍、透骨草、甘草。此外,纳入研究的针灸
疗法侧重于使用肩部和上肢穴位,包括肩髃(LI15)、肩贞(LI15)、肩髎(TE14)、
肩井(TE14)、曲池(LI11)、手三里(LI10)、尺泽(LU5)、外关(TE5)、内关(PC6)、
合谷(LI4)。推拿疗法也与第八章中介绍的方法一致,常用于肩关节、手臂
或手功能障碍周围的肌肉或穴位。辨证论治对于这些研究不是必须的。治疗
时间从1周到8周不等,一般为4周。

　　纳入的研究中很少将单纯的中医药综合干预与常规康复训练相比较,目
前还没有Meta分析的证据表明中医药综合疗法优于常规康复训练。我们的
系统评价并没有纳入两种或两种以上的中医疗法与单一的中医疗法相比较的
研究,例如:中药联合针刺与针刺比较。因此,目前还不清楚是否在常规康复
训练中增加更多的中医疗法会比增加单一中医疗法更有效。

　　中医综合疗法对中风后肩关节并发症的治疗是比较安全的,基于中医单
一(见第五、七、八章)和综合疗法的证据,临床医生可以考虑将综合疗法纳入
临床实践中。

纳入研究的参考文献

研究编号	参考文献
C1	李乐军,陈丽萍,刘晓丽,等.中药泡洗结合针灸推拿和康复训练对脑梗塞后肩手综合征患者的生活质量影响[J].时珍国医国药,2013,(1):173-175.
C2	李乐军,陈丽萍,刘晓丽,等.中药泡洗结合针灸推拿和康复训练治疗脑梗死后肩手综合征的临床研究[J].辽宁中医杂志,2012,39(10):1935-1937.
C3	黄锦军,粟胜勇,雷龙鸣,等.推拿、针刺、拔火罐治疗中风偏瘫后肩痛及对全血黏度的影响[J].陕西中医,2009,(5):591-593.
C4	黄锦军,粟胜勇,雷龙鸣,等.中医综合疗法治疗中风偏瘫致肩痛及上肢活动障碍的临床研究[J].广西中医药,2009,32(2):28-30.

研究编号	参考文献
C5	和亚群,黄桂英.脑卒中后肩手综合征采用针刺结合中药泡洗治疗的临床效果[J].中国医学工程,2015,23(1):163.
C6	李宁,田丰玮,王成伟,等.电针配合推拿治疗脑卒中后肩痛:双中心随机对照试验[J].中国针灸,2012,32(2):101-105.
C7	端木香凤.针刺联合身痛逐瘀汤治疗中风偏瘫后肩痛临床研究[J].河南中医,2015,35(1):67-69.
C8	刘悦,凌方明,龙目恒.针刺推拿治疗偏瘫肩痛疗效体会[J].中国临床康复,2002,6(18):2742-2743.
C9	温元强,陈立,温伯平.针灸推拿联合康复疗法治疗脑卒中后肩痛疗效评价[J].中国中医药信息杂志,2011,18(9):67-68.
C10	李志宇.针灸推拿联合康复疗法治疗脑卒中后肩痛疗效探究[J].中国伤残医学,2014,22(22):162-163.
C11	钱仁义.中西医结合治疗卒中后肩痛临床观察[J].中国实用神经疾病杂志,2008,11(7):131-132.
C12	洪敏巧,沈雪琴,元国芬.中药热敷联合穴位按压治疗脑卒中后肩痛的效果观察[J].护理与康复,2012,11(6):568-570.
C13	倪烨,陆俊,肖晓,等.自拟活血祛痰通络汤治疗中风恢复期偏瘫肩痛38例[J].四川中医,2012,30(10):101-102.
C14	刘爱国,吴秀玲.针灸推拿治疗脑卒中后肩手综合征63例疗效观察[J].河北中医,2009,31(2):262-263.
C15	于振章,侯瀚翔.针药结合治疗脑卒中后肩手综合征临床观察[J].中国民间疗法,2012,20(10):53-54.
C16	余智.推拿结合循经往返灸治疗脑卒中后肩手综合征临床研究[J].中医学报,2014,29(11):1689-1691.
C17	蔡智瑛.穴位按摩结合药熨治疗脑卒中后肩-手综合征的中医护理分析[J].按摩与康复医学,2014,5(2):126-127.
C18	廉全荣,封臻.补气化痰通络法结合针刺治疗脑卒中后肩手综合征57例[J].陕西中医,2014,(2):146-147.
C19	郝重耀,杨发明.磁圆梅针联合中药熏蒸治疗肩手综合征疗效观察[J].中国中医药信息杂志,2013,20(12):69-70.
C20	毛光兰,贾奎.加味补阳还五汤联合针刺养老穴治疗脑卒中后肩-手综合征疗效观察[J].新乡医学院学报,2015,(1):62-64.

续表

研究编号	参考文献
C21	钱雪峰.在肩手综合症康复治疗中运用针灸推拿的疗效观察[J].按摩与康复医学,2011,2(30):62.
C22	任扬,赵义纯.针刺结合中药熏洗治疗脑卒中后肩-手综合征疗效观察[J].内蒙古中医药,2013,32(14):42-43.
C23	吕红姣,崔丽笙.针刺联合中药熏蒸治疗脑卒中后肩手综合征的效果观察[J].护理与康复,2013,12(7):696-698.
C24	张方,李文杰.针药结合治疗中风后肩手综合征60例[J].中国中医急症,2009,(6):974-975.
C25	彭慧渊,王寅,王本国,等.中风后肩痛中医诊疗方案治疗肩手综合征Ⅰ期疗效观察[J].现代中西医结合杂志,2014,23(7):687-689.
C26	贾爱明,艾群,刘耘,等.中药联合针刺治疗脑卒中后肩手综合征的疗效观察[J].大连医科大学学报,2013,35(3):264-267.
C27	顾力华,石丽琼,陈奇刚,等.中医综合治疗对脑卒中后肩手综合征Ⅰ期患者肩关节功能的影响[J].中国伤残医学,2014,22(19):155-156.
C28	刘路明,包译.传统康复方法分期治疗肩手综合征50例[J].云南中医中药杂志,2012,33(9):43-44.
C29	谭绍超.缺血性中风恢复早期肩-手综合征综合治疗临床研究[D].长春:长春中医药大学,2011.
C30	于川,陈东霞,孙静波.自拟药棒穴位疗法结合康复训练治疗脑卒中后1期肩手综合征25例[J].中医外治杂志,2013,(5):8-9.
C31	王慧裕,苑丽敏,李金波.针刺配合刺络拔罐治疗中风后肩-手综合征(Ⅰ期)临床疗效观察[J].针灸临床杂志,2012,28(11):18-19.
C32	邓金凤,郭晋梅.中药熏蒸及穴位注射治疗卒中后肩手综合征24例疗效观察[J].新中医,2009,41(2):59-60.
C33	赵丽娟.中药刮痧配合艾灸治疗脑卒中后肩痛临床观察[J].中国中医急症,2013,22(7):1223-1224.
C34	栗书元,马卫平.针灸配合推拿治疗肩-手综合征21例[J].长治医学院学报,2009,23(6):455-456
C35	张爱池,韩淑凯.补气化痰通络法结合表里两经并刺法治疗脑卒中后肩手综合征50例[J].中国中医急症,2010,19(11):1948-1949.
C36	孙志英,韩淑凯,曹文杰,等.补气化痰通络方结合表里两经并刺法对脑血管病后肩手综合征患者痉挛状态的影响[J].陕西中医,2013,34(8):1004-1006.

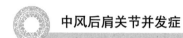

续表

研究编号	参考文献
C37	刘建会,韩淑凯,曹文杰,等.补气化痰通络方结合表里两经并刺法对脑卒中后肩手综合征患者肩关节功能的影响[J].中华中医药学刊,2012,30(12):2674-2676.
C38	刘建会,韩淑凯,曹文杰,等.补气化痰通络方结合表里两经并刺法对脑卒中后肩手综合征患者远期疗效的影响[J].四川中医,2012,30(11):69-71.

第十章 中医治疗中风后肩关节并发症的整体证据总结

导语：中医疗法治疗中风及中风后并发症历史悠久，尽管中风后肩痛、肩关节半脱位和肩-手综合征等并发症在古代未作为独立的疾病进行治疗。近些年来，开展了一系列临床研究评价中医疗法的效果，证据结果显示口服及外用中药、针灸疗法及其他中医疗法均有较好的疗效。本章将总结中医药治疗中风后肩关节并发症的整体证据的分析结果，讨论现有证据的局限性，并提出未来临床和实验研究的方向。

中风目前是成年人神经性功能障碍的主要原因，它可导致严重的残疾后遗症，持续数月、数年甚至伴随终生。中风后早期开展康复训练可以促进身体功能的恢复，减少功能障碍。由于中风后肩关节并发症对患者的康复结局产生较大的影响，近些年相关的研究开展的越来越多。

为了提供中医药治疗中风后主要肩关节并发症的整体证据，我们在本专著中系统地分析了涵盖指南或教科书、古籍及现代文献的证据。通过对中医临床实践指南和教科书进行总结，列出了主要推荐的中医疗法，包括口服及外用中药、针灸和推拿疗法。因为古代并没有对中风后肩关节并发症进行明确的阐述，因此确定古籍中相关的中医治疗存在挑战。我们从中风和中风后运动功能障碍角度出发进行相关的检索。近些年中医药领域的一些临床研究显示了中医疗法的优势，我们采用系统评价的方法，总结的证据支持临床实践中应用中药疗法、针灸疗法、推拿及其他中医综合疗法(第九章)。随机对照试验中常用的中药在试验研究中显示了积极作用及其可能的作用机制。

一、辨证分型

中风后肩关节并发症明确的中医辨证在现有的临床实践指南和教科书中较少见。临床实践中最常用的辨证分型是按照中风病的中经络进行,包括风火上扰、风痰阻络、痰热腑实、气虚血瘀和阴虚风动。

临床研究中很少报道中医证型,仅有个别中药的研究基于中医证型选择方剂及药物。其中血瘀痰凝是最常报道的证型,尽管一些研究可能采用辨证治疗(特别是研究中应用多个方剂),但是结果报道多是总体评价,未根据证型进行评价,因此不能基于证型进行疗效评价。在针灸疗法和其他中医疗法部分的研究中并未报道辨证分型,这些研究是否根据辨证取穴治疗尚不清楚。

二、中药疗法的整体证据总结

(一) 整体证据总结

这一部分总结来自第二、三、五和九章的证据。

多种类型的证据推荐中草药治疗中风后肩关节并发症。现代教科书和指南已经推荐应用口服和外用中药治疗,并且在临床研究中进行了相应的评价。古籍中记载了口服中药治疗中风和运动功能障碍的条文,原文描述如下:"十味锉散治中风血弱,臂痛连及筋骨,举动艰难",但是没有检索到外用中药的记录。

对中风的中医病因认识已经从气虚外风侵袭转变为内因,特别是内因中的肝阳上亢。内因学说和现在的临床实践比较符合,根据疾病的历史沿革特点,中药的治疗原则从祛除外风向内因转变。中风后肩关节并发症在古代并未作为独立的疾病治疗,并且中风治疗并未把疼痛治疗作为优先处理措施。结果,古籍中常用的方剂并不完全与现代应用的一致。关于最常用的中药,有补血活血的中药,如当归、川芎、地黄和牛膝;补气健脾或温阳的中药,如附子、肉桂、人参、白术、茯苓、白茯苓、黄芪和生姜;祛痰药,如半夏、天南星、竹沥;祛风药,如防风、羌活、麻黄和秦艽;祛风通络药,如天麻。

在中药治疗中风后肩关节并发症的现代研究证据中,肩 - 手综合征的临床研究最多,主要结果如下:

1. 肩关节半脱位

- 中药外用(中药熏蒸和中药热敷)疗法可改善肩关节半脱位患者 FMA 评分(14.85 分)、BI 或 MBI 评分(10.20 分)、疼痛评分(1.20 分),疗程为 30 天,证据级别为低级。常用的中药包括牛膝、红花、川芎、伸筋草。

2. 肩痛

- 中药外用联合康复训练可改善中风后肩痛患者的 FMA 评分(7.59 分)、BI 或 MBI 评分(8.89 分)、疼痛评分(1.54 分),平均治疗疗程为 23 天,证据质量为低到极低。Meta 分析结果显示疗效较好的常用中药包括川芎、红花、威灵仙、透骨草、赤芍、当归、桂枝。

3. 肩 - 手综合征(I 期和 II 期患者为主)

- 口服中药联合康复训练可提高肩 - 手综合征患者的运动功能 FMA 评分(7.17 分)、BI 或 MBI 评分(4.73 分)、VAS 评分(1.71 分),平均疗程为 4 周,证据质量低级,Meta 分析显示疗效较好的常用中药包括地龙、白芍、川芎、当归、桂枝。

- 较少的研究报道了具体口服方剂治疗中风后肩 - 手综合征的疗效,补气化痰通络方可改善患者的运动功能 FMA 评分(4.14 分),自拟通络活血汤可降低疼痛 VAS 评分(1.35 分),黄芪桂枝五物汤可提高患者的运动功能 FMA 评分(5.76 分)、BI 或 MBI 评分(4.50 分)及降低疼痛 VAS 评分(3.30 分),证据质量极低。

- 外用中药联合康复训练可改善肩 - 手综合征患者的运动功能 FMA 评分(7.27 分)、疼痛 VAS 评分(1.92 分),以及 BI 或 MBI 评分(12.75 分),平均疗程为 3 周,证据质量低或很低。Meta 分析显示疗效较好的常用中药包括红花、当归、乳香、没药、桂枝、桑枝、伸筋草、地龙、透骨草。

- 中药熏蒸联合康复训练可提高患者的运动功能 FMA 评分(7.48 分)、降低疼痛 VAS 评分(1.82 分),证据质量很低 .

- 中药热敷联合康复训练可改善患者的运动功能 FMA 评分(4.55 分)、疼痛 VAS 评分(3.40 分),以及 BI 或 MBI 评分(9.01 分),证据质量低或很低。

- 中药浴联合康复训练可改善患者的疼痛症状(1.37分),提高 BI 或 MBI 评分(19.9分),证据质量低。
- 中药外敷联合康复训练可改善患者的运动功能 FMA 评分(12.98分)、疼痛 VAS 评分(1.73分),以及 BI 或 MBI 评分(14.6分),证据质量低或很低。

口服及外用中药治疗中风后肩关节并发症的研究中未发现明显的不良反应,中药的耐受性良好。

(二)常用方药的证据总结

表 10-1 总结了临床指南和教科书(见第二章)、古籍(见第三章)及现代研究部分(见第五章)描述的方剂,评价基于方剂名,具有相同或相似药物组成的不同名称的方剂也纳入。由于评价方剂的相似性较复杂,因此未进行进一步分析,实际报道的方剂可能高于表中报道的数量。

研究分析发现,古籍中记录的方剂与现在临床实践中的方剂并不一致。仅有补阳还五汤有各种文献记录的证据,临床实践中作为中风后运动功能障碍的主要方剂推荐应用,古籍中也有记载,同时现代研究中也证明对于中风后肩 - 手综合征疼痛的缓解有效。

外用中药在大部分临床研究中应用,然而大部分研究未提及方剂的名称,给研究的总结和临床推广带来困难,研究者在将来的研究中应当明确报告方剂的来源、治则治法等信息。

表 10-1　常用方剂的证据总结

方剂	临床实践指南及教科书推荐	古籍证据(条文数)	临床研究证据(第五章)			中医综合疗法
			RCTs	CCTs	NCS	
口服中药						
天麻钩藤饮加减	是	0	0	0	0	0
化痰通络汤	是	0	0	0	0	0
星蒌承气汤	是	0	0	0	0	0
补阳还五汤加减	是	0(2)*	4	0	1	1
镇肝熄风汤	是	0	0	0	0	0

续表

| 方剂 | 临床实践指南及教科书推荐 | 古籍证据（条文数） | 临床研究证据（第五章） | | | 中医综合疗法 |
			RCTs	CCTs	NCS	
十味锉散	否	2	0	0	0	0
身痛逐瘀汤	否	0	2	0	0	1
黄芪桂枝五物汤	否	0	2	0	0	0
外用中药						
复方通络液（外洗）	是	0	0	0	0	0

注：* 补阳还五汤属于古籍"可能是中风后肩关节并发症"条文中确定的方剂,因为这些条文未明确具体的肩部症状。

RCTs：随机对照试验；CCTs：非随机对照试验；NCS：无对照研究。

三、针灸疗法的整体证据总结

（一）整体证据总结

这一部分总结来自第二、三、七和九章的证据。

针灸疗法治疗中风后肩关节并发症由来已久,古籍和现代的文献中均有针灸疗法的描述,临床研究中超过130项研究满足纳入标准。

针灸疗法治疗中风后肩关节并发症的各种类型的证据较一致,普通针刺和灸法在临床实践指南和教科书中推荐应用,同时在古籍中也有描述,临床研究中也进行了评价。

通过检索《中华医典》发现,针刺和灸法治疗中风可追溯到唐代,并且应用至今。古代针刺疗法常联合灸法应用,疗效突出的穴位是肩髃、肩井和曲池,特别是肩髃作为主要的穴位来预防和治疗中风后肩关节并发症。

在临床研究中,针刺疗法治疗肩关节三个并发症方面均显示了较好的疗效,结果显示：

1. 肩关节半脱位

- 电针联合康复训练可改善患者 FMA 评分（8.25 分）,降低疼痛 VAS 评分（1.41 分）及改善 BI 评分（33.20 分）,针刺常用的穴位以肩部的肩髃、肩井、肩髎、臂臑、天宗为主,平均治疗疗程为 4 周,证据质量为低。

2. 肩痛

- 普通针刺联合康复训练可改善患者 FMA 评分(6.34 分),降低局部疼痛 VAS 评分(2.14 分)及改善 BI 评分(17.30 分),平均治疗疗程为 3 周。电针联合康复训练也可改善患者 FMA 评分(12.89 分)、疼痛 NRS 评分(2.15 分),平均治疗疗程为 30 天。两种疗法常用的穴位以肩髎、肩贞、肩髃、曲池、手三里、外关为主,证据质量为中。

- 温针灸联合康复训练可改善患者的疼痛 VAS 评分(2.17 分),在肩部肩髃、肩髎、肩贞等穴位针刺的基础上施以艾条灸,平均疗程 3 周。在康复训练的基础上单纯施以艾炷灸,也可缓解患者的疼痛 VAS 评分(2.44 分),穴位选择以肩痛点、肩髃、肩贞、肩髎为主,平均疗程为 3 周。

3. 肩 - 手综合征(Ⅰ和Ⅱ期患者为主)

- 普通针刺或电针联合康复训练均可改善患者 FMA 评分(7.84 或 10.64 分)、疼痛 VAS 评分(1.73 分或 1.55 分)及 BI 评分(10.32 或 8.27 分)。Meta 分析中显示疗效较好的常用的穴位以曲池、合谷、外关、肩髃、手三里为主,平均疗程为 4 周,证据质量为为中。

- 康复训练的基础上联合体针及头针治疗可改善患者 FMA 评分(7.18 分)及疼痛 VAS 评分(1.09 分)。体针以肩部肩髃、肩髎、肩贞穴位为主,头针以顶颞部穴位为主,治疗周期平均为 4 周。

- 针刺联合灸法可改善患者的运动功能 FMA 评分(12.57 分)、降低疼痛 VAS 评分(1.55 分)及提高 BI 评分(15.81 分),穴位仍以肩髃、曲池、外关、合谷为主,施以艾灸温经通络止痛,平均疗程为 4 周。

- 浮针联合康复训练可改善患者 FMA 评分(8.14 分),减少疼痛 VAS 评分(1.86 分),浮针以肩部压痛点进行针刺,平均疗程 3 周。

- 穴位注射联合康复训练可改善患者的 FMA 评分(11.33 分),减少疼痛 VAS 评分(2.09 分)及提高 MBI 评分(14.29 分),穴位选择以肩髃、肩髎、阿是穴为主,注射药物有丹参注射液、复方当归注射液等,隔日注射,平均疗程为 4 周。

这些疗法中有较少的不良事件报道,针灸相关疗法耐受性较好,在临床治疗中风后肩关节并发症方面可作为安全治疗方案。

（二）常用针灸疗法的证据总结

总体上，针灸疗法在各类证据中的研究较一致（表10-2）。针刺和灸法治疗中风后肩关节并发症历史悠久，在古籍中均有描述，并且在临床实践指南中推荐应用，同时超过150项临床研究评价了针刺疗法的效果，15项研究评价了灸法的效果。近代新的针灸疗法在临床中进行了广泛的研究，包括电针、头针、浮针及穴位按压疗法。

表 10-2　常用针灸疗法的证据总结

针灸疗法	临床实践指南及教科书推荐	古籍证据（条文数）	临床研究证据			中医综合疗法
			RCTs*	CCTs*	NCS*	
体针	是	11	101	3	31	18
灸法	是	8	9	4	1	1

注：* 一些研究采用了多种干预措施，如针刺联合灸法，在表中分别进行了统计。
RCTs：随机对照试验；CCTs：非随机对照试验；NCS：无对照研究。

为了系统总结针刺和灸法治疗中风后肩关节并发症应用的穴位，我们总结了指南或教科书推荐的穴位、古籍和针灸疗法现代临床研究中常用的穴位，具体见表10-3。

表 10-3　针灸穴位的证据总结

针灸穴位	临床实践指南及教科书推荐（第二章）	古籍证据（条文数）	临床研究证据（第七章）			中医综合疗法（第九章）
			RCTs	CCTs	NCS*	
针刺						
(LI15)肩髃	是	32	53	2	21	18
(TE14)肩髎	是	0	35	1	12	11
(SI9)肩贞	是	0	32	2	10	12
(EX)肩前	是	0	12	0	7	4
阿是穴	是	0	16	0	3	7
(TE2)液门	是	0	0	0	0	0

续表

针灸穴位	临床实践指南及教科书推荐（第二章）	古籍证据（条文数）	临床研究证据（第七章）			中医综合疗法（第九章）
			RCTs	CCTs	NCS*	
（TE4）阳池	是	0	5	0	1	2
（SI4）腕骨	是	0	2	0	0	0
（GB21）肩井	否	10	11	0	6	4
（LI11）曲池	否	41	44	3	14	15
（LI14）臂臑	否	32	24	2	10	2
（LI10）手三里	否	22	24	1	13	8
灸法						
（LI15）肩髃	是	32	5	0	4	0
（TE14）肩髎	是	0	4	0	2	0
（SI9）肩贞	是	0	4	0	1	0
（EX）肩前	是	0	1	0	3	0
阿是穴	是	0	4	0	0	0
（TE2）液门	是	0	0	0	0	0
（TE4）阳池	是	0	1	0	0	0
（SI4）腕骨	是	0	1	0	0	0

注:* 由于一些研究使用超过1种干预措施,例如:针刺＋灸法,因此我们在表格中进行了单独统计。

RCTs:随机对照试验;CCTs:非随机对照试验;NCS:无对照研究。

四、其他中医疗法的整体证据总结

在治疗中风后肩关节并发症的其他中医疗法中,推拿疗法在现代教科书中推荐应用,同时在临床研究中进行了评价。拔罐疗法在古籍中有记载,也在临床研究中进行了评价,然而没有一种疗法在所有类型的证据中均提到,见表10-4。

表 10-4　其他中医疗法证据总结

其他中医疗法	临床实践指南及教科书推荐（第二章）	古籍证据（条文数）	临床研究证据（第五章）			中医综合疗法（第九章）
			RCTs	CCTs	NCS	
推拿	是	0	9	0	4	14
拔罐	否	0	2	0	0	1

注：RCTs：随机对照试验；CCTs：非随机对照试验；NCS：无对照研究。

推拿疗法的临床研究证据如下：

1. 肩关节半脱位

- 推拿联合康复训练可改善患者的 FMA 评分（7.18 分），同时可减少患者肩峰至肱骨头的间距（2.16 厘米），治疗的部位以肩部的三角肌、斜方肌等为主，按摩肩髃、肩贞、肩井和天宗穴位，每次治疗 50 分钟，平均治疗疗程为 7 周。

2. 肩痛

- 推拿联合康复训练可改善 FMA 评分（6 分），缓解疼痛（1.05 分）及提高肩关节上举活动度 23.3 度，平均治疗疗程为 4 周，治疗同样以肩部肌肉及肩部的穴位为主，如肩髃、肩贞、肩井，证据质量为低级。

- 单个研究显示拔罐疗法联合康复训练可改善 FMA 评分（3.98 分），及缓解疼痛（2.01 分），治疗疗程为 4 周，治疗部位选择肩关节的最痛点为主。

- 康复训练的基础上联合放血及拔罐疗法，可改善 FMA 评分（8.49 分），缓解疼痛（1.03 分）及提高 BI 评分（10.37 分），选择肩关节的最痛点进行放血拔罐，疗程为 30 天。

3. 肩 - 手综合征（Ⅰ 和 Ⅱ 期患者为主）

- 单个研究显示推拿联合康复训练可改善 BI 评分（20.22 分），治疗疗程为 30 天，治疗选择肩部、腕部及患侧的天宗、肩髃、曲池、手三里及合谷为主，证据质量为低级。

- 单个研究显示拔罐联合康复训练可提高临床有效率，疗程为 4 周，选穴为肩贞、肩髃、肩髎及天宗。

- 在康复训练的基础上联合拔罐及放血疗法,可改善 FMA 评分(10.77分),缓解疼痛(1.94 分)及提高 BI 评分(8.96 分)。穴位选择拔罐以肩部肩髃、臂臑、天宗等穴位为主,放血以合谷、少商等手部穴位为主。平均治疗疗程为 3.5 周。
- 在康复训练的基础上联合刮痧和推拿疗法,可改善患者 FMA 评分(10.84 分),缓解疼痛(2.39 分)及提高 BI 评分(15.26 分)。刮痧沿手阳明大肠经进行,按摩以肩部穴位为主,治疗疗程为 4 周。

推拿疗法常用于肩部局部肌肉和穴位,与目前临床实践指南中的推荐一致(见第二章)。需要注意的是,在进行推拿治疗时应避免强刺激以防止关节囊的损伤。

五、证据的局限性

尽管我们在数据的广泛收集方面做了较大努力,但是相应章节的证据中存在一定的局限性。

在第二章,因为中医临床实践指南或教科书并没有把中风后肩关节并发症作为独立的疾病,所以缺乏中风后肩关节并发症针对性的中医治疗。我们结合临床专家意见及中风临床实践指南和教科书的推荐,在第二章列出了主要的治疗措施,尤其是中药的治疗,主要应用于中风后运动功能和疼痛症状的改善。临床工作者在治疗这些并发症时考虑其他有效的治疗也是可以的。

第三章古籍部分的分析是基于《中华医典》(第五版),它是目前可用的最大的数字图书资源,因为并没有包括所有 1949 年以前出版的中医著作,遗漏一些信息是不可避免的。我们采用多个检索词进行检索,但不能确保所有相关的条文纳入分析,因为条文来自不同历史时期多个不同的医家,语言应用和意义都可能发生了变化,并且在书目的抄写或印刷过程中可能已经出错,所以一些条文的意义可能被误解或误译。同样,一些中药特性也可能随时间和地域变化而不同,因此在药物科学名称归类方面也可能出现错误。并且古代并没有具体的疾病对应中风后的肩关节并发症,因此中医疗法的分析是基于中风后出现的上肢运动功能障碍症状进行。所以分析结果可能会和实际应用存在不一致。因为古籍中关于疗效的评价并不完善,因此高频应用的中药并不能等同于最有效的治疗,但这些总结,将对未来的研究提供参考。

临床试验证据是来自多个中英文数据库命中的上千篇文献,因为这些研究间的差异较大,如受试者的年龄和严重程度、干预措施的疗程和频次、数据的收集和分析等不同,所以尽管采用了随机效应模型,研究间的统计学异质性仍较高。在可能的情况下进行了亚组分析,但大多仍未降低异质性。大多数的研究在试验设计的方法学细节和执行部分未进行详细的报道,随机对照试验的随机方法描述不清晰,中医联合康复训练的研究未对相应的中医疗法设盲、试验的脱落及不良事件等信息报道不足。

对于每一类证据,我们均总结了最常用的干预措施包括方剂、中药及针刺穴位。由于数据量较大,并不能全部呈现每个研究的细节,仅列出了最常用的干预措施。一些低频次的干预措施可能没有提及,对 Meta 分析显示较显著的结果将进行描述。需要说明的是,这些高频次的干预措施均是对较好疗效结果的总结。

大部分纳入的临床研究比较了中医疗法联合药物治疗 / 康复训练与单纯药物治疗 / 康复训练的效果。在这些研究中,多数显示联合疗法效果更佳,因为缺乏对中医措施设盲,因此研究的结果可能受到潜在偏倚的影响,可能夸大中医的疗效。

在前面章节数据的结论推导方面,以上的局限性应当考虑。

六、临床指导意义

中医临床实践是以传统的方式从以前的文献或者经验丰富的医生中传承而来。中医的教科书或临床实践指南的制定多未采用目前循证医学推荐的方法进行评价。我们评价了古籍及现代研究的证据,提供了如何总结中风后肩关节并发症的证据细节,并提供了中医药疗法相应的证据,列出了教科书或指南推荐的一些疗法与实际临床实践中的差别。

由于历史上中风后肩关节并发症并未作为独立的疾病,因此相关的治疗来自中风相关的条文。"风"在中风的病因认识中是从外部因素发展为内部因素。补气活血通络的治法,与清代出版的书籍中提到的补阳还五汤的功用一致,同时该方也是临床实践指南中推荐用于治疗中风后功能障碍的核心方。

临床试验证据中,特别是随机对照试验提供了中医药疗法的最佳证据。尽管对中风后肩关节半脱位肩峰至肱骨头间距值的缩短证据不足,但中医联合常规治疗或康复训练可改善疼痛、提高上肢功能和患者的日常生活活动能力。

临床证据的总结表明,针灸、口服和外用中药及推拿和拔罐疗法可纳入到中风后肩关节并发症的健康治疗计划中,特别是联合康复训练。较多的临床证据支持应用外用中药和口服中药。外用中药主要以外洗、热敷、熏蒸及外敷为主,各种类型的文献均记录了针刺和灸法治疗中风后肩关节并发症,其中肩髃穴是最常用的穴位。主要疗法的证据质量采用 GRADE 评价,结果如下:

- 针刺联合常规治疗 / 康复训练治疗肩关节半脱位的证据质量为极低到低,治疗肩痛的证据质量为低到中,治疗肩 - 手综合征的证据质量为低)。
- 电针联合常规治疗 / 康复训练治疗肩关节半脱位的证据质量为低,治疗肩 - 手综合征的证据质量为低到中。
- 外用中药联合常规治疗 / 康复训练治疗肩痛的证据质量为极低到低,治疗肩 - 手综合征的证据质量为极低到低。

尽管古籍和临床实践指南中未提到现代针灸的一些疗法,但目前的临床证据中也显示了较好的临床治疗效果。临床医生可结合自己的经验应用这些疗法治疗。同时,推拿疗法在治疗中风后肩关节并发症方面也有重要的作用。

七、研究指导意义

越来越多的临床试验在评价中医疗法的效果,我们系统地分析发现中医治疗中风后肩关节并发症的结果令人鼓舞,但高质量的证据尚较缺乏。因此,尚需要设计较好的中医药临床试验来提供更加明确的中医药疗效证据。

进一步高质量的临床试验需要做到以下几个方面：

试验方法

- 设计严格的随机对照试验,特别是关注恰当的随机分配和分配方案隐藏方法。
- 因为在临床实践中中医疗法常联合常规治疗或康复训练,所以应尝试采用安慰剂或假对照对受试者或研究者设盲。
- 临床试验的方案应当进行注册,并且在试验开始前发表以提高报告的透明度。
- 中风后肩关节并发症是长期的病证,临床研究应当进行随访观察,并采用公认的结局指标评价中医药疗法治疗的远期效果。

干预和对照

- 对于中药,应当参考《中华人民共和国药典》进行规范化、标准化报道,对于研究中的自拟方剂,应当详细报道其组成来源及可能的治则治法,对于成药应当报告有效成分的含量。
- 研究设计中应该考虑辨证分型,以提高临床实践的推广。
- 应当设置中医措施的安慰剂对照来验证中医药联合其他疗法的叠加效应,众所周知,针灸及其他手法治疗对受试者设盲较难实现,但是应用假的器具对受试者设盲是可行的[1,2]。

报告

- 中药相关随机对照研究的报告应当参考 CONSORT 声明[3],针灸的临床试验参考 STRICTA 标准[4]。
- 应当报道方剂的个体化加减及针刺穴位处方的细节,以更好地指导临床实践。
- 针对目前临床实践指南中推荐的治疗方法的修改或调整,研究背景部分及报告结果时应当详细说明原因和如何调整。

本研究通过系统的总结发现,临床上治疗中风后肩关节并发症的中医药疗法的多样性,未来的研究应当侧重已经发现的疗效较突出的疗法,如针刺或电针、外用中药及推拿等,开展进一步的疗效和安全性的研究,进而丰富和推动现有的临床实践。

分别对古籍和现代研究中中药使用频数分析结果发现,它们应用的中药相对比较一致,并且通过第六章的总结显示,一些药物的实验室研究发现的生物活性,可能在治疗中风后肩关节并发症中发挥作用。未来的研究可以评估常用的方剂中的这些药物及其组方配伍的效果。

参 考 文 献

［1］ ZHANG C S, YANG A W, ZHANG A L, et al. Sham control methods used in ear-acupuncture/ear-acupressure randomized controlled trials: A systematic review [J]. J Altern Complem Med, 2014, 20 (3): 147-161.

［2］ ZHANG C S, TAN H Y, ZHANG G S, et al. Placebo devices as effective control methods in acupuncture clinical trials: A systematic review [J]. PloS one, 2015, 10 (11): e0140825.

［3］ PANDIS N, CHUNG B, SCHERER R W, et al. CONSORT 2010 statement: extension checklist for reporting within person randomised trials [J]. Bmj, 2017, 357: j2835.

［4］ MACPHERSON H, WHITE A, CUMMINGS M, et al. Standards for reporting interventions in controlled trials of acupuncture: The STRICTA recommendations [J]. Complementary therapies in medicine, 2001, 9 (4): 246-249.